POST-VAKZIN-SYNDROM

HANDBUCH FÜR GESCHÄDIGTE DER CORONA-IMPFUNG

Florian Schilling

POST-VAKZIN-SYNDROM

HANDBUCH FÜR GESCHÄDIGTE DER CORONA-IMPFUNG

Florian Schilling

Impressum

Bibliografische Information der Deutschen Nationalbibliothek:
Die Deutsche Nationalbibliothek verzeichnet diese Publikation in der
Deutschen Nationalbibliografie; detaillierte bibliografische Daten sind im
Internet über http://dnb.dnb.de abrufbar.

Lektorat: Dietmar Böhmer

Grafik: Adnan Tignanj

Druck und Distribution im Auftrag des Autors:
tredition GmbH, Halenreie 40-44, 22359 Hamburg, Germany

ISBN Softcover: 978-3-347-54460-4
ISBN Hardcover: 978-3-347-54463-5
ISBN E-Book: 978-3-347-54284-6

9 783755 760672

Inhalt

VORWORT

Dieses Buch kann auf mehrere Arten verwendet werden: (1) als Ratgeber und Leitfaden für Menschen mit Impfschäden, (2) als Informationsgrundlage für eine anstehende Impfentscheidung und (3) als allgemeiner Überblick über die medizinischen Risiken der gentherapeutischen Corona-Impfung. Je nachdem was ihr Anliegen ist, können sie das Buch unterschiedlich nutzen:

- **Die Kapitel 1+2** enthalten allgemeine und grundlegende Informationen, die eher der **Einordnung** dienen. Akut gesundheitlich Betroffene können diese Abschnitte überspringen und später nachholen.

- Wenn **sie kurz vor ihrer Impfung** stehen, sollten sie umgehend die in **Kapitel 10** aufgeführten präventiven Maßnahmen in Angriff nehmen.

- Für den Fall, dass sie bereits **akute gesundheitliche Probleme nach der Impfung haben**, empfiehlt es sich so schnell wie möglich die **abklärenden Schritte aus Kapitel 12** einzuleiten. Während dies geschieht und bis die Ergebnisse vorliegen, sollten sie das **Sofortprogramm aus Kapitel 11** starten. Bei starken Beschwerden sollte möglichst schnell die Abklärung auf Endotheliitis (S. 207 f.) und Mikrogerinnsel (S. 100 f.) erfolgen, um die Sofortmaßnahmen (Abbildung 86, S. 246) zügig und dementsprechend zu ergänzen.

Ursprünglich war die Idee, eine Checkliste möglicher Beschwerden an den Anfang zu stellen, zusammen mit einem Verweis, welche Mechanismen und Faktoren jeweils damit assoziiert sind und wie sie diagnostisch identifiziert werden können. Dieser Gedanke hat sich aus mehreren Gründen als nicht durchführbar erwiesen. Zum einen ist die Liste der möglichen Symptome inzwischen sehr lang, eine vollständige Auflistung ergäbe ein Buch für sich. Zum anderen können mehrere, verschiedene Faktoren für ein und dieselbe Beschwerde verantwortlich sein. Darüber hinaus stehen wir erst am Anfang, wenn es darum geht zu verstehen, welche Gesundheitsschäden wie durch die genetischen Corona-Impfstoffe verursacht werden. Speziell dank der häufigen autoimmunen Probleme ist die Liste möglicher Beschwerden schier unendlich. Eine **Übersicht der häufigsten Symptome** finden sie in **Kapitel 13**. Sollten ihre individuellen Probleme nicht auf dieser Liste zu finden sein, schließt dies einen Zusammenhang mit der Impfung ausdrücklich nicht aus. Als akut Betroffener empfehle ich ihnen folgendes Vorgehen:

1. Leiten sie umgehend die Sofortmaßnahmen nach Kapitel 11 ein. Empfehlenswerte Präparate und Hersteller finden sie in den Fußnoten, diese sollen zur Orientierung und als Beispiel dienen – sie können jederzeit anhand ihrer eigenen Kriterien besser geeignete wählen.

2. Suchen sie sich eine Praxis, die willens und in der Lage ist, die Untersuchungen aus Kapitel 12 vorzunehmen. Ihr Impfarzt wird

hier wahrscheinlich der falsche Ansprechpartner sein. In den meisten Fällen wird er nicht wissen, wie ihre Beschwerden zuzuordnen, abzuklären und zu behandeln sind. Auch wird er im Regelfall wenig Motivation besitzen nach Schäden zu suchen, die durch seine Behandlung entstanden sind – *er* ist im Zweifelsfall der einzig haftbar zu machende in diesem Trauerspiel. Hilfe bei der Suche finden sie im Anhang unter Labore & Therapeuten.

3. Machen sie selbst Meldung beim Paul-Ehrlich-Institut (PEI, im Internet unter https://nebenwirkungen.bund.de/ zu finden). Es kann mühsam sein und dauern, einen Arzt zu finden, der bereit ist, ihre Probleme als Impfreaktion zu melden. Verschwenden sie hier keine Energie, sondern nehmen sie die Dinge selbst in die Hand.

4. Vernetzen sie sich mit anderen Betroffenen. Sie sind weder allein noch bilden sie sich ihre Beschwerden nur ein. Es gibt Kraft, sich mit anderen Menschen auszutauschen, die in einer ähnlichen Lage sind. Es ist zudem praktisch hilfreich, da Sie vom geteilten Erfahrungsschatz profitieren können. Es gibt Onlineforen und Gruppen bei verschiedenen Social-Media-Plattformen.

Mithilfe der hier vorgestellten Untersuchungsmethoden ist es möglich, die körperlichen Ursachen der Beschwerden sichtbar zu machen. Dies ist ein wichtiger erster Schritt auf dem Weg zurück zu mehr Gesundheit. Zum einen kann so widerlegt werden, dass es sich um psychosomatische Beschwerden handelt (was letztlich darauf hinausläuft, die Beschwerden seien eingebildet). Zum anderen kann auf Basis der Ergebnisse eine individuelle, effektive und möglichst nachhaltige Therapiestrategie erarbeitet werden. Dies ist eine der wenigen guten Nachrichten bei diesem Themenkomplex: Wir verfügen über Instrumente, mit deren Hilfe sich der Zustand von Impfgeschädigten deutlich verbessern lässt. In vielen Fällen wird es möglich sein, wieder den Gesundheitszustand zu erreichen, der vor der Impfung bestand. Leider wird es in nicht wenigen Fällen aber auch nicht möglich sein. Manche Schäden sind irreversibel und werden entweder lebenslange Therapie oder lebenslange Einschränkungen mit sich bringen. Dies betrifft in speziellem Maß Schäden im Nervensystem und am Herzen. Es wird sich zeigen, inwieweit eine Rehabilitation hier erfolgreich sein kann. Zusammenfassend möchte ich Betroffenen folgendes ans Herz legen:

1. Sie sind nicht allein und ihre Beschwerden sind real. Sie sind weder die Ausnahme der Ausnahme, noch bilden sie sich ihre Symptome nur ein.
2. Es ist möglich ihre gesundheitlichen Probleme durch geeignete Diagnostik abzubilden.
3. Es ist möglich, ihren Gesundheitszustand relativ schnell deutlich zu verbessern.

TEIL I: EINE EINORDNUNG

„Wir gehen alle davon aus, dass im nächsten Jahr Impfstoffe zugelassen werden. Wir wissen nicht genau, wie die wirken, wie gut die wirken, was die bewirken, aber ich bin sehr optimistisch, dass es Impfstoffe gibt."

Lothar Wieler, Leiter des RKI

1. BERICHT VON DER MELDEFRONT

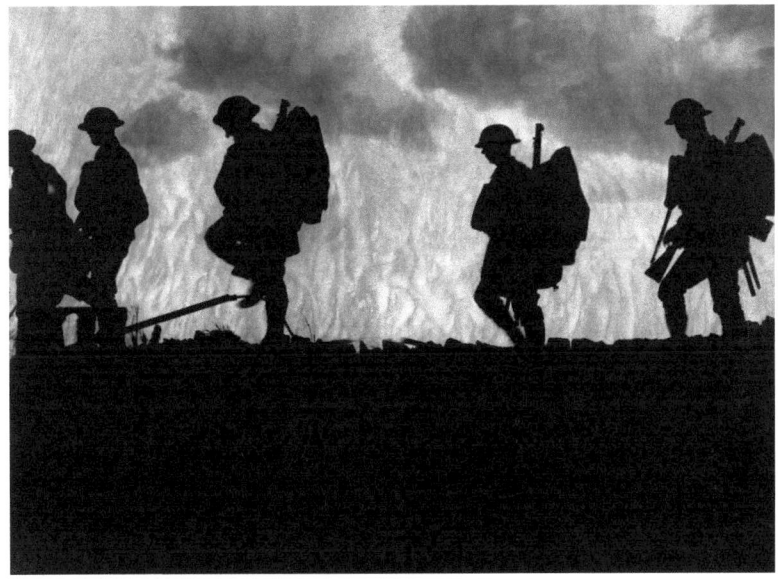

Abbildung 1: An der Front

Bildquelle: shutterstock.com/Everett collection

Sollten sie zu den Impfgeschädigten zählen und möglichst schnell die damit verbundenen gesundheitlichen Probleme angehen wollen, können sie dieses Kapitel überspringen. Die folgenden Informationen dienen eher der Gesamtperspektive und sind wichtig für Menschen,

- die noch vor der Impfentscheidung stehen – sei es die Erst-, Zweit- oder Drittimpfung,
- die den Hintergrund offizieller Verlautbarungen besser verstehen und einordnen wollen,

- die schon immer der Meinung waren, dass an den offiziellen Narrativen einiges nicht stimmen kann, aber nicht genau benennen konnten was,
- die über gefestigte mentale und emotionale Stabilität verfügen, denn die tatsächlichen Fakten sind erschütternd.

THEORIE UND PRAXIS

Entgegen den Beteuerungen offizieller Stellen sowie der Mainstream-Medien handelt es sich bei den Corona-Impfstoffen nicht um sorgfältig geprüfte und überwachte Medikamente. Das PEI wird nicht müde zu betonen, dass man von einer lückenlosen Meldung etwaiger Nebenwirkungen und Komplikationen ausgehen dürfe, die Realität sieht aber diametral anders aus. Verschiedene Faktoren führen dazu, dass nur ein Bruchteil der tatsächlichen Probleme gemeldet wird. Einige sind systembedingt: Die Meldung als solche erfolgt nach wie vor in Papierform, das Ausfüllen des Formulars kostet den Arzt je nach Fall 15 bis 30 Minuten. Das ist ein erhebliches Zeitkontingent, indem ein Hausarzt ansonsten 3–6 Patienten sehen würde. Da die meisten Praxen bereits im Normalbetrieb voll ausgelastet sind, stellt sich die Frage, woher die Zeit für diesen Papierkrieg kommen soll. Patienten heimschicken? Nachtschichten schieben? Letzteres ist doppelt unwahrscheinlich, da die Meldung nicht vergütet wird – es handelt sich aus Sicht des Arztes um unbezahlte Arbeitszeit, die im schlimmsten Fall noch Umsatzeinbußen mit sich bringt. Zum Vergleich: Eine Impfung dauert nur wenige Minuten und wird mittlerweile mit 28 € vergütet. Erschwerend kommt hinzu, dass die Haftungsfrage nicht geklärt ist – zumindest nicht für den Arzt. Die Hersteller der Impfstoffe haften grundsätzlich nicht, das wurde vertraglich im Vorfeld vereinbart. Weder für Schäden noch unzureichende Wirkung. Der deutsche Staat haftet ebenfalls nicht, da es sich um eine freiwillige Behandlung handelt – es besteht ja schließlich keine Impfpflicht. Privatvergnügen sozusagen. Der Arzt kann theoretisch haftbar gemacht werden, da die Therapie von ihm durchgeführt wurde – und wer meldet schon gerne Probleme, die haftungstechnisch auf einen selbst zurückfallen könnten? Ein letztes Problem ist technischer Natur: Da in den Zulassungsstudien keine wirklich ausführliche Prüfung auf etwaige Nebenwirkungen stattgefunden hat, sind viele der mittlerweile nach einer Impfung auftretenden Probleme nicht im Beipackzettel erfasst. Dieser wird zwar immer länger, aber er ist unvollständig. Die Ärzte wissen also gar nicht genau, welche Beschwerden mit der Impfung zusammenhängen können. Es ist schwer auf Dinge zu achten, die man nicht kennt. Dieser Umstand wird noch verschärft, da zahlreiche der inzwischen bekannten Komplikationen nur durch sehr spezielle Untersuchungen zu erkennen sind – die der Hausarzt wiederum selten bis nie durchführt und teilweise gar nicht kennt. Selbst Spezialisten sind häufig damit überfordert, eine fundierte Diagnose zu stellen. Zahlreiche Impfgeschädigte fallen so komplett durchs Raster: Ihre Beschwerden können nicht zu- und eingeordnet werden, ein Zusammenhang mit der Impfung wird verneint, ein effektiver und spezifischer Therapieplan kommt nicht zustande. Man müsste, um dieses Problem zu umgehen, möglichst viele der auftretenden Probleme melden – genau das Gegenteil ist aus den genannten Gründen der Fall. Das PEI ignoriert all diese Fakten und bleibt dabei, dass lückenlos gemeldet wird. Alle, die bereits einmal versucht haben einen Impfarzt zur Meldung der eigenen Beschwerden zu bewegen, wird bestätigen können, dass es mit der Lückenlosigkeit hierzulande nicht weit her ist.

Was wir also in den Sicherheitsberichten des PEI sehen, ist mit Sicherheit nur die Spitze des Eisbergs. Wie massiv das Underreporting (d.h. die Größenordnung, mit der tatsächliche Nebenwirkungen nicht erfasst werden) genau ist – darüber lässt sich trefflich streiten. Wir sprechen aber von Dimensionen, die schockierend sind. Verschiedene Forschungsarbeiten kommen zum Schluss, dass die Zahl der tatsächlich auftretenden, melderelevanten Ereignisse um den Faktor 10 bis 100 höher liegt[1] als die Angaben in den Meldesystemen. Die jüngst in einem FDA-Hearing präsentierten Daten von Steve Kirsch belegen mindestens den Faktor 40 und können in diesem Kontext als konservative Näherung auf einem mittleren Niveau betrachtet werden.[2] Aus eigener Erfahrung und Gesprächen mit Kollegen schätze ich den Anteil der Praxen, die nicht konsequent melden, auf über 80 %. Egal, wo der Wert nun letztlich liegt – beim fünffachen, zehnfachen oder hundertfachen – die offiziellen Angaben bilden nur einen verschwindend kleinen Teil der Wirklichkeit ab. Wer das Gegenteil behauptet *und* vom Fach ist, betreibt bewusst Tatsachen-Verschleierung unter Ignorierung der wissenschaftlichen Erkenntnislage.

DIE OFFIZIELLEN ZAHLEN: DESASTER MIT ANSAGE

Aber nehmen wir die Meldezahlen einmal, wie sie sind, und ignorieren das Underreporting. Das Bild, das sich dann abzeichnet, ist bereits ein komplettes Desaster. Um ein Gefühl für die Situation zu bekommen und die Zahlen einordnen zu können, machen wir folgendes: Wir vergleichen die Meldezahlen der bereits vor der Pandemie zugelassenen Impfstoffe mit denen der Corona-Impfstoffe.

Anmerkung: Alle folgenden Zahlen stammen aus der Datenbank des PEI und können online abgerufen werden[3,4].

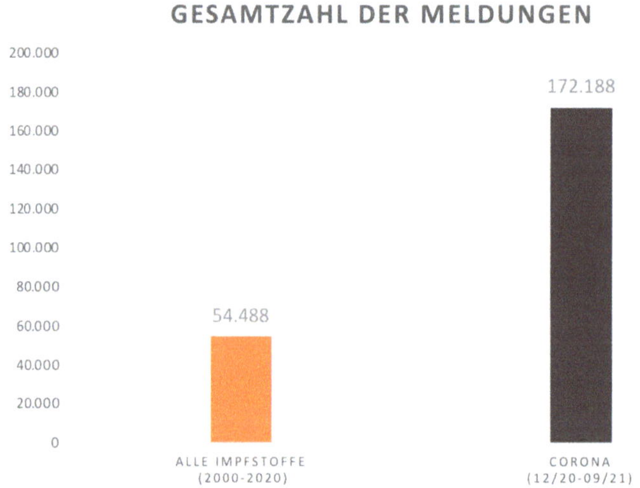

GESAMTZAHL DER MELDUNGEN

Abbildung 2: Anzahl gemeldeter Nebenwirkungen

links: alle in Deutschland zugelassenen Impfstoffe 2000–2020;
rechts: Corona-Impfstoffe Dezember 2020 bis September 2021
Quelle: PEI

Die Corona-Impfstoffe lösten in 10 Monaten mehr als dreimal so viele Meldungen aus, als *alle* in Deutschland zugelassenen Impfstoffe *zusammen* in 20 Jahren. Bei den Todesfallmeldungen ist das Ergebnis noch drastischer:

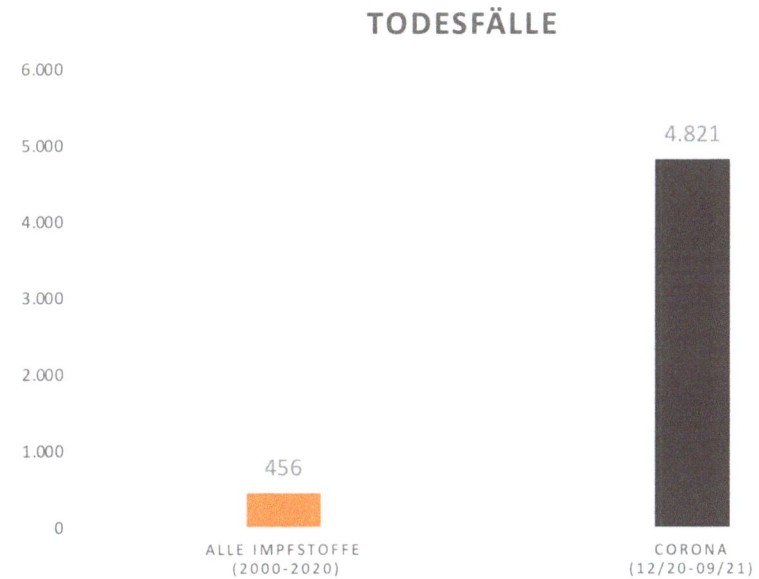

Abbildung 3: Anzahl gemeldeter Todesfälle
Links: alle in Deutschland zugelassenen Impfstoffe 2000–2020;
rechts: Corona-Impfstoffe Dezember 2020 bis September 2021
Quelle: PEI

Im Rahmen der Corona-Impfkampagne kam es innerhalb von 9 Monaten zu 10-mal mehr Todesfallmeldungen nach Impfung als in den 20 Jahren zuvor. Das sind die absoluten Zahlen. Nun mag man einwenden, dass gegen Corona wesentlich mehr Impfungen innerhalb eines kurzen Zeitraums durchgeführt wurden, und deshalb aufgrund der schieren Anzahl der Geimpften auch die Meldezahlen steigen würden. Um dies zu erhärten oder auszuschließen, ist es sinnvoll nicht die absolute Anzahl der Meldungen zu vergleichen, sondern die *Meldehäufigkeit*. Betrachten wir also, wie viele Meldungen pro 100.000 Impfungen auftreten – wieder alle Impfstoffe 2000-2020 und die Corona-Impfstoffe bis September 2021.

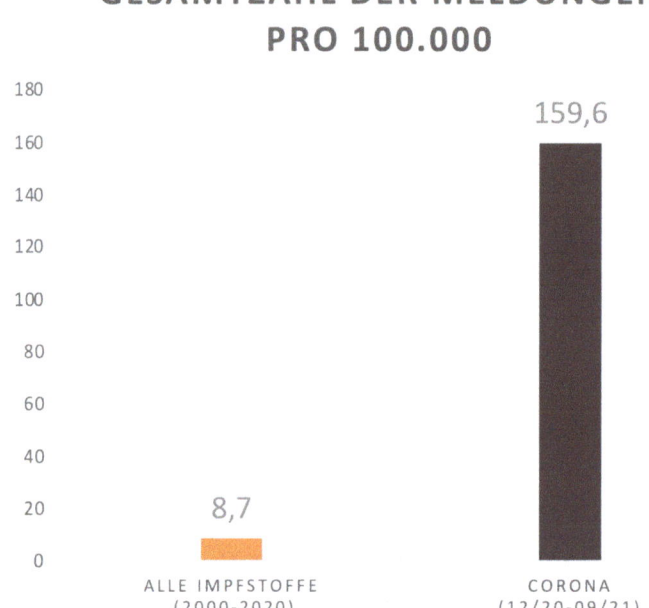

Abbildung 4: Meldehäufigkeit gesamt (alle Schweregrade) pro 100.000 Impfungen
Quelle: PEI

Insgesamt lösen die Corona-Impfstoffe etwa 20-fach häufiger Meldungen aus als andere Impfstoffe – das ist bereits beachtlich. Aber wie steht es um die Schweregrade der gemeldeten Probleme? Die sehen so aus:

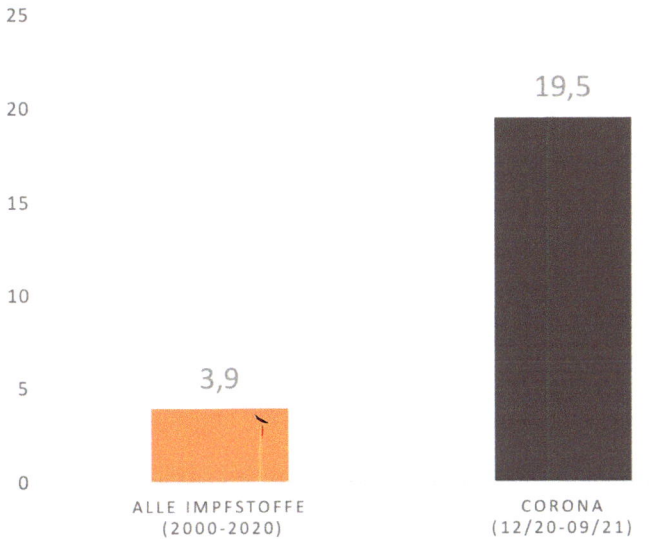

SCHWERE NEBENWIRKUNGEN PRO 100.000

Abbildung 5: Häufigkeit schwerer Nebenwirkungen pro 100.000
Quelle: PEI

Schwere Nebenwirkungen treten bei Corona-Impfungen etwa 5-fach häufiger auf, was bereits ein ernstes Warnsignal darstellt. Noch alarmierender ist aber der Blick auf Komplikationen mit bleibenden Schäden:

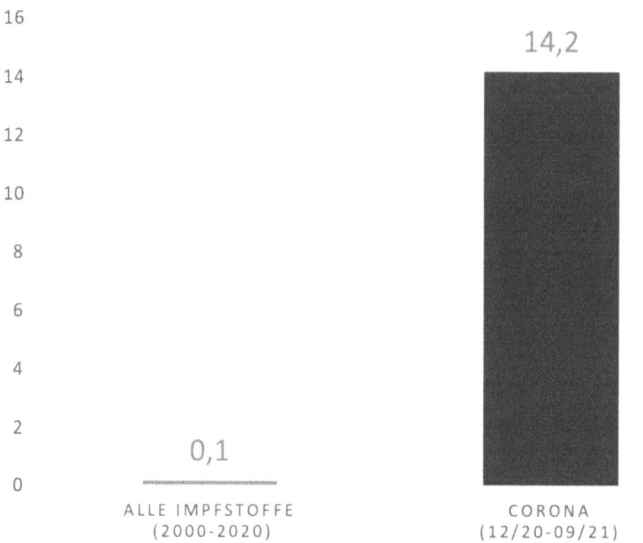

Abbildung 6: Meldehäufigkeit bleibender Schäden pro 100.000
Quelle: PEI

Spätestens mit dieser Meldekategorie müssten eigentlich alle Alarmglocken schrillen: Die genetischen Impfstoffe führen 142(!) mal häufiger zu bleibenden Schäden als bisher bekannte Impfungen. Und auch die letzte Kategorie, Todesfallmeldung nach Impfung, offenbart katastrophale Werte:

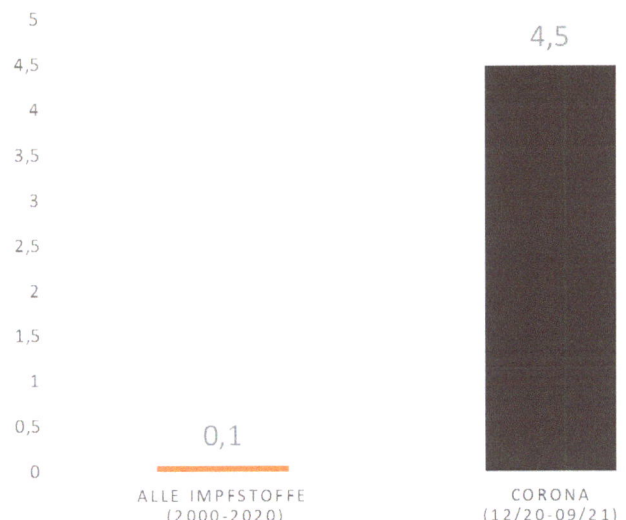

TODESFÄLLE
PRO 100.000

4,5

0,1

ALLE IMPFSTOFFE
(2000-2020)

CORONA
(12/20-09/21)

Abbildung 7: Meldehäufigkeit von Todesfällen im Anschluss an eine Impfung
Quelle: PEI

In Worten: Im Rahmen der Corona-Impfkampagne werden 45-mal mehr Todesfälle im zeitlichen Zusammenhang mit der Impfung gemeldet als bei allen anderen Impfungen – über einen Zeitraum von 20 Jahren – *zusammen*!

Kritiker wenden an dieser Stelle gerne ein, dass es sich ja nur um Verdachtsmeldungen handeln würde, und ein zeitlicher Zusammenhang noch keinen kausalen belegt. Das ist richtig. Dem muss man aber zwei Überlegungen entgegenstellen:

1. Wir reden hier nicht über Steigerungsraten im moderaten einstelligen Prozentbereich, sondern um Zunahmen in

Größenordnungen von 1000 % und mehr. Das ist durch „Pech" oder Zufall in der zeitlichen Abfolge nicht erklärbar.

2. Das Underreporting: Realistischerweise müssten die gezeigten Zahlen mit dem Faktor 40 multipliziert werden. Pessimisten würden stattdessen den Faktor 100 nehmen, professionelle Optimisten den Faktor 10. Nur Realitätsverweigerer würden hier von einer lückenlosen Meldestatistik ausgehen und den Faktor 1 ansetzen.

In Summe bedeutet dies, dass die gezeigten Diagramme das Bild zugunsten der Corona-Impfstoffe verzerren und die tatsächliche Lage noch viel verheerender ist. Hier einmal die Eckdaten, wenn man das Underreporting mit einbezieht:

Kategorie	PEI	Faktor 10 (gerundet)	Faktor 40 (gerundet)
schwer	21.054	210.000	840.000
bleibend	15.324	150.000	600.000
tot	4.821	48.000	192.000

Abbildung 8: Gemeldete Komplikationen unter Berücksichtigung des Underreportings
Quellen: PEI, eigene Berechnungen

Es gibt weitere, äußerst beunruhigende Details in den Sicherheitsberichten des PEI, z.B. die Verzehnfachung von Myokarditis-Fällen bei geimpften Kindern zwischen 12 und 17 Jahren. Auch verstarben seit Beginn der Impfkampagne für Kinder- und Jugendliche 5 Kinder im Anschluss an die Impfung. Drei von ihnen hatten schwere Vorerkrankungen, was aber nicht beruhigend ist, im Gegenteil – denn gerade diese Kinder bräuchten ja eigentlich Schutz. Wenn aber die Schutzimpfung bei schwerkranken Kindern schwerste Risiken birgt, stellt sich die grundsätzliche Frage nach dem Sinn der gesamten Maßnahme. Gesunde Kinder benötigen den Schutz nicht, und diejenigen, die Schutz brauchen, vertragen die Impfung nicht. Vergleicht man geimpfte und ungeimpfte Kinder im Zeitraum der Impfkampagne, sehen die Zahlen laut RKI so aus (nur werden sie so nicht präsentiert, sondern in getrennten Dokumenten platziert):

Kategorie	Bevölkerung	Todesfälle	schwere AE* / Hospitalisierung
geimpft	*1,53 Mio.*	*5*	*400*
		(08/21 – 09/21)	
ungeimpft	*4,5 Mio.*	*2*	*739*
		(01/21 – 09/21)	

Abbildung 9: Eckdaten bei Kindern und Jugendlichen von 12–17 Jahren
Quelle: Ärzte für Aufklärung [5]; RKI [6]
* AE = Nebenwirkungen

Nehmen wir nun wieder das Underreporting in die Betrachtung auf. Selbst ein konservativer Ansatz mit dem Faktor 10 würde bereits bedeuten, dass doppelt so viele Kinder durch die Impfung verstorben sind als durch Covid-19 (26 seit Beginn der Pandemie im März 2020). Das PEI aber kann in all diesen Zahlen keinerlei Warnsignal entdecken. Es stellt sich die Frage, was denn dann ein geeignetes Warnsignal wäre.

Aufschlussreich ist in diesem Zusammenhang ein weiterer Bericht des RKI, der so genannte Emergency Department Situation Report. Er misst, wie viele Patienten in deutschen Notaufnahmen landen und aufgrund welcher medizinischen Notfälle dies geschieht. Die Daten stammen aus dem SUMO-System, ein Netzwerk von Referenzkliniken, die entsprechend Meldung an das RKI machen. SUMO ist eine Art Temperaturfühler, der anzeigt, womit und in welchem Ausmaß sich deutsche Notaufnahmen gerade beschäftigen. Wirft man einen Blick auf den Jahresverlauf, ist erkennbar, dass ab Ende April eine unerwartete und in dieser Form bisher einmalige Dynamik entsteht – interessanterweise nicht so sehr bei Atemwegsproblemen (was man in Zeiten der Pandemie noch irgendwie hätte erwarten können), sondern bei kardiovaskulären (Herzkreislauf) und neurologischen (Nervensystem) Notfällen:

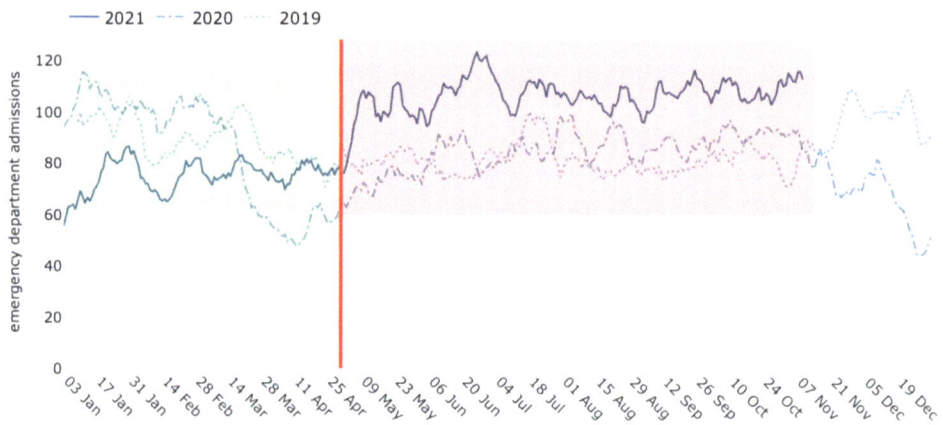

Abbildung 10: Herz-Kreislauf-Notfälle nehmen ab April 2021 dramatisch zu
Quellen: SUMO, RKI

Die durchgezogene blaue Linie repräsentiert 2021, die gestrichelten Linien die Vorjahre. Bis April sind 2021 keine Auffälligkeiten zu erkennen, die Werte liegen mal unter, mal über Vorjahresniveau; aber insgesamt unauffällig (grüner Bereich). Ab Ende April (Rote Linie) schießen die Werte nach oben und bleiben durchgehend deutlich über den Vorjahren (roter Bereich), in der Spitze mit über 80 %.

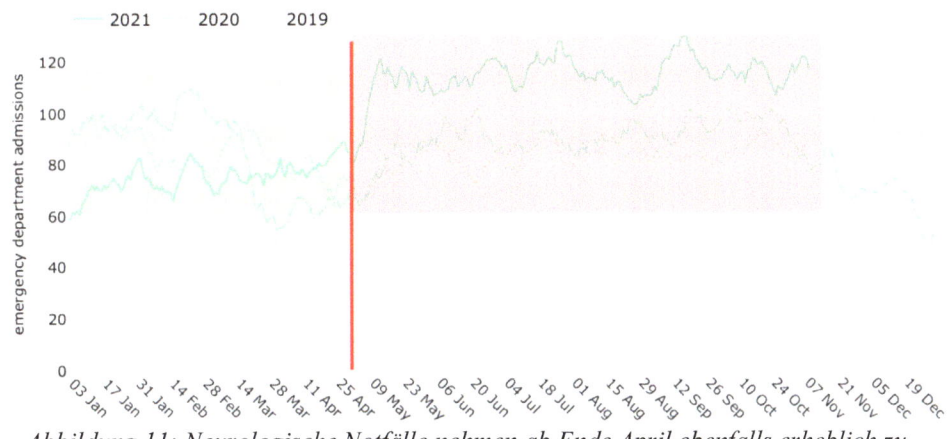

Abbildung 11: Neurologische Notfälle nehmen ab Ende April ebenfalls erheblich zu
Quellen: SUMO, RKI

Bei den neurologischen Notfällen exakt das gleiche Bild – 2021 zunächst eine normale Entwicklung, ab April wieder extrem hohe Werte, die im gesamten weiteren Jahresverlauf deutlich über den Vorjahren bleiben. Interessant sind diese Zahlen aus den Notaufnahmen deshalb, weil bei den Nebenwirkungen und Komplikationen der Impfungen vor allem zwei Beschwerdegruppen hervorstechen: Herz-Kreislauf-Probleme und neurologische Störungen. Was uns zu der Frage bringt, was denn nun im April 2021 geschehen ist. Bis zu diesem Zeitpunkt galt bei der Impfkampagne eine strikte Priorisierung: alte Menschen und Menschen mit schweren Vorerkrankungen (oder beidem) waren bevorzugt geimpft worden. Ab April wurde die Impfkampagne dann auf die gesamte erwachsene Bevölkerung ausgedehnt, die niedergelassenen Ärzte begannen ihre Patienten zu impfen und so kamen Impfraten von über 1 Million pro Tag zustande. Kurz gesagt – sobald in der Breite und massenhaft geimpft wurde, explodierten in den Notaufnahmen exakt die Beschwerden, die typischerweise durch die Impfung ausgelöst werden. Das RKI hat aus diesem Bericht im Übrigen keine Konsequenzen gezogen. Diese, in der Geschichte des Systems einmalige Entwicklung der Zahlen, wurde auch nicht groß kommuniziert und der Öffentlichkeit vorgestellt. Keine Pressekonferenzen, keine Leitartikel, keine Erwähnung in der Tagesschau. Ein Warnsignal konnten die Bundesinstitute auch hier wieder nicht erkennen, obwohl der Bericht aus dem gleichen Haus kam.

Wie ein Karl Lauterbach angesichts dieser offiziellen Zahlen vollkommen schmerzbefreit von einer nebenwirkungsfreien Impfung sprechen kann, bleibt sein Geheimnis. Mit dem Berufsethos eines Arztes, dem Selbstverständnis eines Wissenschaftlers und seiner politisch-medialen Verantwortung jedenfalls ist es unmöglich in Einklang zu bringen. Eher schon grenzt diese Aussage ans Justiziable. Ein Schlag ins Gesicht aller Impfgeschädigten ist sie allemal.

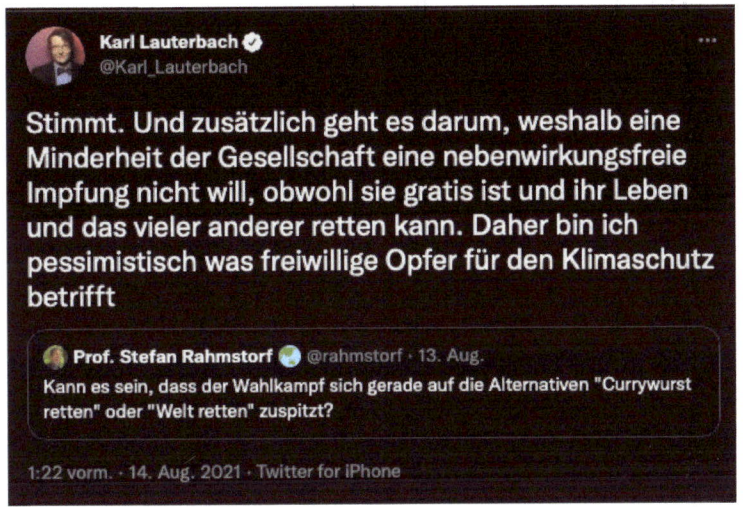

Abbildung 12: Tweet von Karl Lauterbach am 14.08.21 zur Sicherheit der Corona-Impfstoffe
Quelle: Screenshot von Twitter Inc.

Die verheerenden Gesundheitsfolgen der Impfung bilden sich mittlerweile auch in den Sterbestatistiken ab. Mit Beginn der Boosterimpfung in Deutschland im September 2021 stiegen die monatlichen Sterbefallzahlen deutlich über den Mittelwert der Vorjahre: plus 9 % im September, plus 12 % im Oktober. Im Übrigen ist dieser Anstieg durch Covid nicht zu erklären. Von den rund 2.500 zusätzlichen Todesfällen pro Monat entfallen „nur" 317 auf Covid-19. Für das Gesamtjahr 2021 zeichnet sich ebenfalls eine Übersterblichkeit im Vergleich zu 2020, dem ersten Jahr der Pandemie, ab. Sie bewegt sich momentan im Bereich von 4–6 %, was in absoluten Zahlen einem Plus von 30.000 bis 46.000 Sterbefällen entspricht. Auch hier lässt sich die Übersterblichkeit nicht durch Covid-19 erklären. Die Impfung ist hier mit Sicherheit ein Faktor – die gesundheitlichen Folgen der Corona-

Maßnahmen in Form von Lockdown, Isolation, weniger Sport, Maskentragen, permanentem Stress und psychischer Belastung sowie Nicht-Inanspruchnahme regulärer medizinischer Versorgungsmaßnahmen dürften hier ebenfalls zu Buche schlagen.

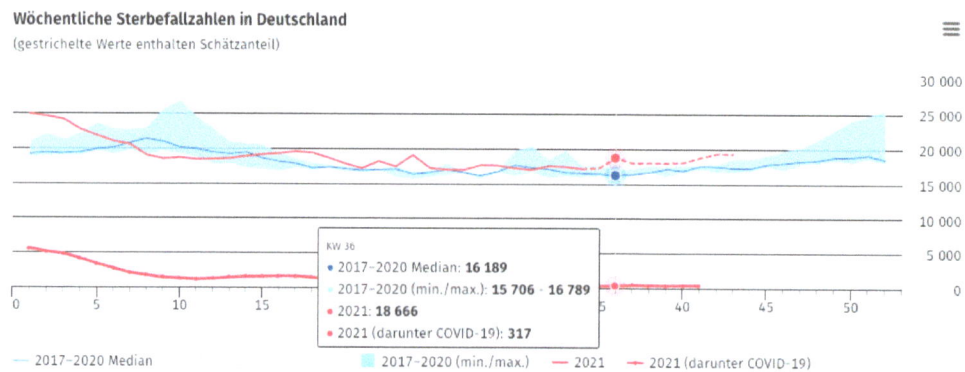

Abbildung 13: Anstieg der wöchentlichen Sterbefallzahlen in Deutschland seit Einführung der Boosterimpfung
Quellen: Statistisches Bundesamt und RKI

Die Übersterblichkeit im Gefolge der Impfkampagne ist dabei kein deutsches Phänomen, sondern weltweit zu beobachten. Besonders eindrücklich und anschaulich sind die Zahlen aus Israel, da hier nur ein Impfstoff und nicht eine Mischung derselben verwendet wird, und zudem ein Großteil der Bevölkerung, inklusive der Kinder, geimpft ist. In der Altersgruppe der wehrfähigen Bevölkerung (18-35 Jahre) werden mittlerweile Sterberaten verzeichnet, wie sie zuletzt während des Jom-Kippur-Kriegs auftraten.[7]

Wenn man bilanziert, wie viele Todesfälle durch die Impfung verursacht werden und wie viele Todesfälle durch Corona dadurch verhindert werden, so fällt diese Bilanz katastrophal aus. Äußerst konservative Schätzungen auf Basis der Meldezahlen und ohne Einbeziehung des Underreportings kommen auf ein Verhältnis von 2:3, d.h. zwei Impftote um drei Corona-Todesfälle zu verhindern.[8] Das betreffende Paper wurde übrigens vom Journal (nicht den Autoren) zurückgezogen – mit der Begründung, Meldezahlen zu verwenden überschätze das Problem. Das Gegenteil ist wahr. Man müsste das Underreporting einbeziehen, wodurch das Verhältnis auf 5:1 geht – fünf Todesfälle durch Impfung, um einen Todesfall durch Covid zu verhindern.[9]

2. ZULASSUNG: WIE MAN AUSSAGEKRÄFTIGE STUDIEN VERMEIDET

Dieses Kapitel beleuchtet das Zulassungsverfahren, insbesondere die von den Herstellern durchgeführten Zulassungsstudien. Dies ist wichtig, um zu verstehen, warum Impfgeschädigte so wenig Gehör finden und die Anerkennung eines Impfschadens schwer bis unmöglich wird. Die Hersteller der Gentherapeutika haben hier, in erstaunlich reibungsloser Kooperation mit den Zulassungsbehörden, ein Meisterstück der selektiven Realitätsabbildung abgeliefert. Ohne hier in die (leider erschreckenden) Details der vorgelegten Studien zu gehen, sollen die Hauptprobleme kurz umrissen werden.

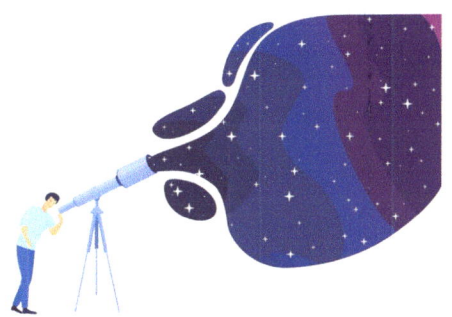

Abbildung 14: Teleskopierung – eine geeignete Perspektive?
Bildquelle: shutterstock.com/Unitone Vector

Üblicherweise dauert die Entwicklung eines Impfstoffs über 10 Jahre und erfolgt in mehrere Etappen:

Phase	Dauer	Ziel
präklinisch (keine Probanden)	*2-5 Jahre*	***Wirkstoff-Design**, Formulierung, Erforschung der Eigenschaften in Tierversuchen*
Phase I (<50 Teilnehmer)	*1-2 Jahre*	***Sicherheit** des Wirkstoffs, Erzeugung einer **Immunität**?*
Phase II (<500 Teilnehmer)	*1-2 Jahre*	***Optimaldosis**, Sicherheitsprofil verbessern*
Phase III (mehrere Tausend TN)	*1-2 Jahre*	*Nachweis Wirksamkeit und Sicherheit*
Phase IV (> 10.000)	*3-5 Jahre*	*Erkennen von Langzeitproblemen*

Abbildung 15: Phasen und Dauer der Wirkstoffentwicklung

Dabei scheitern bereits präklinisch und in Phase I über 90 % der Wirkstoffe, nur in etwa 1 % der Fälle gelingt es die Phase III erfolgreich abzuschließen. Bei den Corona-Impfstoffen lag die Entwicklungszeit 90 % niedriger als gewöhnlich, dafür die Erfolgsquote beim 50-fachen des Üblichen. Dass nur aufgrund der extrem verkürzten Zulassungsstudien und dem dadurch bedingten Wegfall zahlreicher Detail-Beobachtungen so viele Kandidaten „erfolgreich" sein konnten, wird als Hirngespinst oder Verschwörungstheorie abgetan. Eine Erklärung für diese ungewöhnliche Erfolgsquote wird allerdings auch nicht angeboten.

Was bedeutet nun Teleskopierung? Einfach formuliert: Den Herstellern war es gestattet, die nächste Studienphase einzuleiten, bevor die vorherige abgeschlossen war. Die einzelnen Phasen wurden sprichwörtlich ineinandergeschoben. Dadurch war es aber nicht möglich, die Probanden über einen längeren Zeitpunkt zu beobachten – etwas, das unerlässlich ist, will man Informationen über mittel- und langfristige Veränderungen im Körper sammeln. Dieses Vorgehen reicht im Bestfall aus, um akute Probleme zu erkennen – aber nicht einmal das wurde zufriedenstellend gelöst, wie die weiteren Punkte zeigen werden. Mittel- und langfristige Veränderungen, die durch die Impfungen im Körper ausgelöst werden könnten, wurden nicht untersucht. Über sie ist Stand heute nichts bekannt. Beispiele für solche Veränderungen sind:

- **Veränderungen des Immunsystems**, z.B. die Entstehung von Autoimmunerkrankungen oder anhaltende Abwehrschwäche. Tatsächlich findet beides gehäuft statt und bildet einen, wenn nicht *den* Schwerpunkt der schweren Impfnebenwirkungen.

- **Veränderungen des Erbguts**, z.B. Schäden an Reparatursystemen, veränderte Aktivierung von Genen oder Mutationen. Inzwischen gibt es Hinweise, dass Tumorsuppressorgene gehemmt werden, deren Aufgabe es eigentlich ist, uns vor Krebserkrankungen zu schützen.

- **Veränderungen der Fortpflanzungsorgane und Schwangerschaftsrisiken**, z.B. in Form von Unfruchtbarkeit, Frühgeburten oder Fruchtabgängen. Auch hier mehren sich die Anzeichen für umfangreiche Folgeschäden.

Streng genommen sind alle jetzt geimpften Menschen Studienteilnehmer an einer Phase-III-Studie, und müssten entsprechend engmaschig untersucht, ihre Bioparameter überwacht und protokolliert, alle Veränderungen und auftretenden Beschwerden erfasst und minutiös abgeklärt werden. Dies ist nicht der Fall, nicht einmal ansatzweise. Im Prinzip und Ergebnis hat man sich die Phase III gespart.

DAS PROBLEM DER STUDIENGRÖSSE

Man unterscheidet in der Medizin bzw. Pharmakologie Nebenwirkungen und unerwünschte Wirkungen (englisch Adverse Events, AE) unter anderem anhand der Häufigkeit, mit der sie auftreten:

Häufigkeit	Nebenwirkung betrifft
sehr häufig	*mehr als 1 von 10 Behandelten*
häufig	*1-10 von 100 Behandelten*
gelegentlich	*1-10 von 1.000 Behandelten*
selten	*1-10 von 10.000 Behandelten*
sehr selten	*weniger als 1 von 10.000 Behandelten*

Abbildung 16: Einteilung von Nebenwirkungen nach ihrer Häufigkeit

Es gilt hier zu beachten, dass „sehr selten" in der Realität nicht unbedingt als sehr selten empfunden wird. Stellen wir uns eine typische deutsche Kleinstadt mit 20.000 Einwohnern vor, in der alle Einwohner geimpft werden. Nehmen wir an, die Impfung hat eine seltene und eine sehr seltene Nebenwirkung – erstere in Form von Rückenmarksschäden mit Lähmungen, letztere in Form von Tod. Ergebnis nach Abschluss der Impfkampagne: 20 Einwohner sitzen im Rollstuhl oder sind bettlägerig, und zwei Einwohner sind gestorben. Sobald man sich selten und sehr selten also plastisch vorstellt, sind sie so selten gar nicht mehr. Nach allem, was wir inzwischen wissen, treten schwere und schwerste Nebenwirkungen bei den Corona-Impfungen übrigens deutlich häufiger auf als in diesem Beispiel. Oder betrachten wir einmal folgende Perspektive: Wir impfen die gesamte erwachsene Bevölkerung in Deutschland, das entspricht ca. 70 Millionen Menschen. Mit den Zahlen aus unserem Beispiel wäre das Ergebnis ein Desaster sondergleichen, obwohl es um sehr seltene Ereignisse geht:

Ereignis	Häufigkeit	Anzahl Betroffener
Lähmung	10:10.000	70.000
Tod	1:10.000	3.500

Abbildung 17: Rechnerisches Beispiel einer bundesweiten Impfung aller Erwachsener bei Auftreten seltener und sehr seltener Nebenwirkungen; Quelle: eigene Berechnung

Um jetzt im Rahmen einer Studie derartige Nebenwirkungen zu erfassen, muss sie ausreichend viele Probanden umfassen. Wenn tödliche Nebenwirkungen mit 1:20.000 auftreten, meine Studiengruppe aber nur 1:10.000 groß war, besteht ein hohes Risiko, dass eine tödliche Komplikation nicht erfasst wird. Im Ergebnis wird das tausenden Menschen das Leben kosten.

Genau dieses Problem sehen wir in den Zulassungsstudien der Hersteller. Am dramatischsten ist die Situation bei den Zulassungsstudien für Kinder und Jugendliche: Hier wurden die Impfstoffe an weniger als 3.000 Kindern getestet. Es ist vollkommen unmöglich, durch dieses Design zuverlässige Aussagen zu seltenen und sehr seltenen Nebenwirkungen zu machen. Gerade die sind aber für Kinder entscheidend, da ihr Risiko schwer an Corona zu erkranken oder gar zu versterben extrem niedrig ist. In Deutschland liegt das Corona-Sterberisiko für Kinder und Jugendliche bei 1:1 Million. Wenn also mit nur 1:500.000 tödliche Nebenwirkungen auftreten, wäre die Impfung doppelt so tödlich wie die Erkrankung selbst.

DAS PLACEBO-PROBLEM

Im Rahmen einer Zulassungsstudie wird der zu untersuchende Wirkstoff
vergleichend getestet. Um möglichst lückenlos alle seine Effekte zu
erfassen, wird zum Vergleich ein Placebo eingesetzt. Dieser ist definiert als
Scheinmedikament, das nicht in der Lage ist, irgendeine pharmakologische
Wirkung auszulösen. Klassische Beispiele sind Injektionen mit Kochsalz
sowie Tabletten oder Kapseln aus Stärke. Durch Vergleich der
Studiengruppe (Verum, d.h. der eigentliche Wirkstoff) mit der
Placebogruppe kann im Anschluss abgeleitet werden, welche Effekte (egal
ob günstig oder nicht, erwünscht oder nicht) das geprüfte Medikament hat.
Dieser Vergleich wird enorm erschwert bis unmöglich, wenn das Placebo
selbst Effekte auslöst – je mehr Effekte das sind, desto konfuser wird das
Bild. Vereinfacht gesagt, je mehr unangenehme Effekte ein Placebo auslöst,
desto besser sieht das getestete Medikament aus. Beispiel: Ein Placebo
verursacht mit 1:1000 allergische Reaktionen, der getestete Wirkstoff aber
„nur" mit 1:2000 – dann kann man im Ergebnis der Studie behaupten, die
Sicherheit bezüglich allergischer Reaktionen sei extrem hoch, da sie 50 %
seltener auftraten als in der Placebogruppe. Genau diesen Effekt haben sich
verschiedene Impfstoffhersteller zu eigen gemacht. So testete beispielsweise
Astra-Zeneca nicht gegen ein echtes Placebo, sondern verwendete einen
Meningokokken-Impfstoff (der selbst wieder zu den eher unangenehmen
Impfstoffen zählt). Valneva testete in Phase II/III ebenfalls nicht gegen ein
Placebo im eigentlichen Sinn – sondern verwendete Astra-Zeneca als

Placebo. Dieses Vorgehen führt den Sinn und Zweck von randomisierten Placebo-Studien ad absurdum und entwertet die Ergebnisse.

DAS PROBLEM DER TEILNEHMER-AUSWAHL

Alle Hersteller waren bei der Auswahl ihrer Studienteilnehmer sehr vorsichtig. Das ist für Phase I und – in begrenztem Umfang – auch noch für eine frühe Phase II Studie legitim. Um erste Erfahrungen zu sammeln, ist es sinnvoll, möglichst gesunde Probanden einzusetzen, da Vorerkrankungen oder Medikamenteneinnahme zu erheblichen Verzerrungen führen würden – es wäre sehr schwer, hier noch zu erkennen, was spezifische Nebenwirkungen des Wirkstoffs sind und was eher auf die individuelle Vorgeschichte der Probanden zurückzuführen ist. Je kranker ein Studienteilnehmer zu Studienbeginn ist, desto höher ist die Wahrscheinlichkeit, dass während der Studie Probleme bei diesem Probanden auftreten, die auf die Grunderkrankung zurückzuführen sind – und nicht zwingend auf das getestete Medikament. So weit, so normal. Allerdings: Bei fortgeschrittener Phase II und spätestens in Phase III, wenn die grundlegenden Eigenschaften des neuen Wirkstoffs bekannt sind, müssen auch Vorerkrankte, Menschen unter Medikation oder Ältere in die Studie miteinbezogen werden, zumindest wenn sie später ebenfalls den Wirkstoff erhalten sollen. Und genau hier haben die Hersteller Rosinenpickerei betrieben. Für wen sind die Impfstoffe primär gedacht, welche Zielgruppen haben den theoretisch höchsten Nutzen durch eine Schutzimpfung gegen Corona? Mal sehen:

- Hochbetagte: Die Gruppe der über 80-jährigen stellt den Großteil der Corona-Toten

- generell ältere Menschen: ab dem 65. Lebensjahr lässt die Funktionalität des Immunsystems nach (Immunseneszenz oder Immunoseneszenz)

- Menschen mit schweren und chronischen Vorerkrankungen, u.a. Herzerkrankungen, Autoimmunerkrankungen und Diabetes

- alte Menschen mit schweren und chronischen Vorerkrankungen

Bei Betrachtung der Zusammensetzung der Studienteilnehmer in den Zulassungsstudien kann festgestellt werden, dass folgende Personengruppen strikt ausgeschlossen wurden: hochbetagte, ältere Menschen und Menschen mit Vorerkrankungen. Die Impfstoffe wurden vor ihrem Masseneinsatz in den Risikogruppen nie an diesen getestet. Interessant ist auch der folgende Umstand: Studienanwärter, bei denen ein bereits erfolgter Kontakt und damit Immunität gegen SARS-CoV2 nachgewiesen werden konnte, wurden ausgeschlossen. Für die Hersteller war das ein sehr wichtiger Schachzug, da eine bestehende Immunität das Risiko für schwere und schwerste Nebenwirkungen dramatisch erhöht.[10] Problem: In der laufenden Impfkampagne wird darauf keine Rücksicht genommen. Der Nachweis einer bereits bestehenden Immunität erübrigt weder die Impfung, noch führt sie dazu als Genesener anerkannt zu werden.

Das Problem der falschen Surrogatmarker

Surrogatmarker sind Stellvertreter, Parameter, die ein bestimmtes Kriterium oder Ergebnis abbilden sollen. In unserem Kontext lautet die Fragestellung bezüglich der Corona-Impfstoffe: Schützt die Impfung vor Covid-19? Eine eigentlich einfache Frage, die aber gar nicht so leicht zu beantworten ist. Was verstehen wir denn unter Schutz? Schutz vor Infektion? Vor Erkrankung? Vor schwerer Erkrankung? Vor Tod durch Corona?

Um dieses Problem zu lösen, können wir eines oder mehrere der genannten Kriterien zur Beurteilung der Effektivität eines neuen Impfstoffes verwenden. Jedes der Kriterien steht stellvertretend für die Frage des Schutzes und ist damit ein Surrogatmarker für die Impfstoffeffektivität. Das Problem bei diesem Ansatz ist folgendes: Mich als möglichen Impfkandidaten interessiert ja nicht nur die Frage, ob mich die Impfung vor einem Krankenhausaufenthalt wegen Covid-19 schützt, sondern ob ich überhaupt ins Krankenhaus muss. Auch möchte ich ja nicht nur nicht wegen Covid-19 sterben, sondern allgemein möglichst überleben. Wenn also der Impfstoff vor einer schweren Corona-Erkrankung schützt, dabei aber so schwere Nebenwirkungen verursacht, dass man ihretwegen ins Krankenhaus muss, ist im Sinne von Gesundheitsschutz wenig erreicht. Überspitzt formuliert: Wenn ich tot bin, bin ich tot. Woran ich gestorben bin, ist zu diesem Zeitpunkt für mich nicht mehr relevant. Dieses Problem war lange Zeit in der Onkologie sehr verbreitet. Um die Effektivität einer neuen Chemotherapie zu beurteilen, wurde gemessen, ob durch die Chemotherapie Tumore schrumpften. War dies der Fall, galt die Chemotherapie als wirksam und wurde empfohlen. Davon ist man inzwischen deutlich abgerückt, da sich herausstellte, dass zwar die Tumore kleiner wurden, aber die Nebenwirkungen so massiv waren, dass der Patient davon kaum profitierte. Mittlerweile werden daher andere Surrogatmarker verwendet: Zugewinn an Lebens*zeit* und Zugewinn an Lebens*qualität*. Nur wenn diese gegeben sind, wird ein neues Behandlungsprotokoll in die Leitlinien integriert. Auf die Impfstoffe bezogen bedeutet das: Wir müssen nicht nur prüfen, ob Corona-Infektionen (in welchem Schweregrad auch immer) seltener werden, sondern ob insgesamt die Gesundheit der Geimpften verbessert wird. Was nützt mir Schutz vor einer leichten Corona-Infektion, wenn ich stattdessen einen Herzinfarkt erleide? Wertet man die Zulassungsstudien unter diesem Gesichtspunkt aus, ist das Ergebnis verheerend.[11]

Hersteller	*Zunahme schwerer Gesundheitsprobleme*
Moderna	*+322 %*
Pfizer	*+52 %*
Jansen	*+80 %*

Abbildung 18: Negative Gesundheitsbilanz der Impfstoffe
Quelle: Classen[11]

Vereinfacht formuliert: Die Impfstoffe zeigten einen leichten Schutz gegen Corona, verursachten dafür aber Gesundheitsschäden in einem Ausmaß, das bei den Geimpften zu mehr Arztbesuchen und Krankenhausaufenthalten führt als bei den Ungeimpften. Besonders deutlich wird dies, wenn der Anzahl der verhinderten schweren Corona-Erkrankungen die Anzahl von Probanden gegenübergestellt wird, die stattdessen schwere Nebenwirkungen erlitten:

	Moderna	Pfizer	Jansen
Verhinderte schwere Covid-Erkrankungen	30	8	57
stattdessen verursachte schwere Nebenwirkungen	3.024	90	264

Abbildung 19: Negative Wirkung der Impfstoffe auf die Gesundheit der Geimpften[11]

Durch Moderna stieg das Risiko schwerer Gesundheitsprobleme um den Faktor 100, bei Pfizer um den Faktor 11 und bei Jansen um den Faktor 5. Allgemein wird ein derartiger Ausgang als Pyrrhus-Sieg bezeichnet. Dieser Effekt entspricht auch exakt den Erkenntnissen aus den Notaufnahmen (vgl. Abbildung 10 und Abbildung 11). Belegen lässt sich der Effekt auch durch einen Blick auf die unterschiedliche Krankheitslast bei Geimpften und Ungeimpften. Die deutschen Zahlen sind sowohl bezüglich Covid-Erkrankungen als auch bezüglich gemeldeter Nebenwirkungen vollkommen unbrauchbar: Nur drei Altersklassen werden ausgewiesen (<18, 18-59, >59), keine Unterscheidung bei der Hospitalisierung Ungeimpfter (wegen oder mit Covid im Krankenhaus, so zählt z.B. einer PCR-positiver Beinbruch als Coronafall), stattdessen sehr wohl bei Geimpften (PCR plus spezifische Symptome erforderlich), vielfach häufigere Testung Ungeimpfter gegenüber Geimpften (3G), fehlende Erhebung des Impfstatus

auf Intensiv (in den RKI-Berichten ist der Status bei >70% nicht bekannt,
Patienten mit unbekanntem Status werden einfach den Ungeimpften
zugerechnet), usw. usw. Deswegen wollen wir im Folgenden die Covid-
Zahlen aus England[12] und die europäischen Meldedaten der EMA zu
Impfnebenwirkungen (EudraVigilance)[13] verwenden. Zunächst die Covid-
Zahlen. Das untenstehende Diagramm zeigt die unterschiedliche Häufigkeit,
mit der Geimpfte und Ungeimpfte wegen Corona in der Notaufnahme
landen:

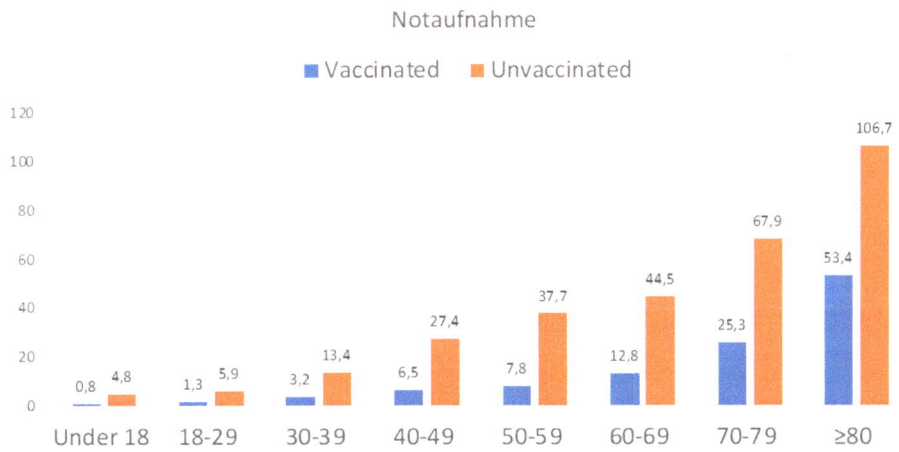

Abbildung 20: Häufigkeit von Covid-Fällen in der Notaufnahme
Blau = Geimpfte, Orange = Ungeimpfte; Angaben in Fällen pro 100.000 Einwohner
Quelle: UKHSA, EMA

Auf den ersten Blick zeigt sich ein deutlicher Vorteil der Impfung, da
Geimpfte deutlich seltener wegen Covid in die Notaufnahme müssen. Jetzt
addieren wir in einem zweiten Schritt die Häufigkeit hinzu, mit der

Geimpfte wegen Impfkomplikationen notfallmäßig im Krankenhaus behandelt werden müssen:

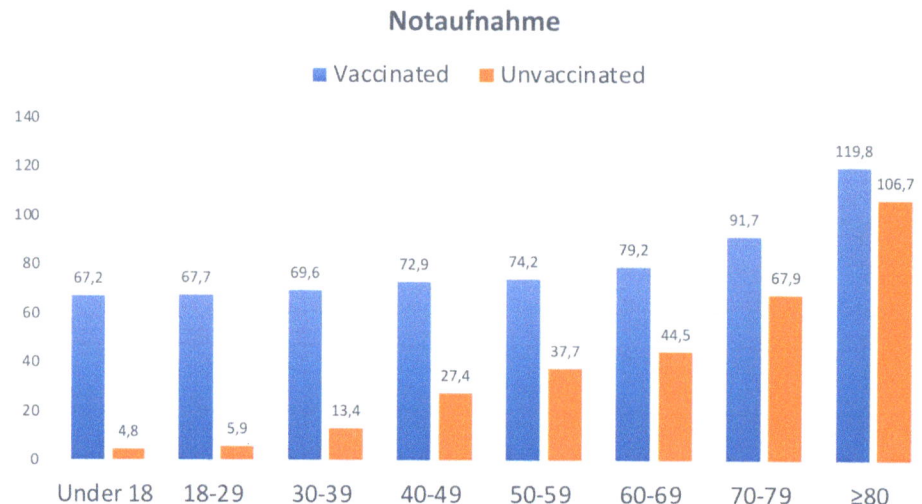

Notaufnahme

■ Vaccinated ■ Unvaccinated

Abbildung 21: Häufigkeit, mit der Geimpfte und Ungeimpfte notfallmäßig im Krankenhaus behandelt werden müssen
Blau = Geimpfte, Orange = Ungeimpfte; Angaben in Fällen pro 100.000 Einwohner
Quelle: UKHSA, EMA

Der Nachteil dieser Berechnung: Für die Impfkomplikationen gibt die EMA keine Altersverteilung an. Verwendet wurde daher der statistische Mittelwert über alle Altersklassen. Das führt in bestimmten Altersgruppen zu Verzerrungen: Generell besteht eine Tendenz, dass Nebenwirkungen häufiger auftreten je jünger die Geimpften sind. Für Junge sind die Werte daher tendenziell zu niedrig, für ältere tendenziell zu hoch. Das Ergebnis ist dennoch eindeutig und erschütternd. Man kann nun noch die Todesfälle in die Rechnung aufnehmen, also Tod an/mit Corona plus tödliche

Impfkomplikationen. Die Werte sind wieder gemittelt, das Ergebnis sieht so aus:

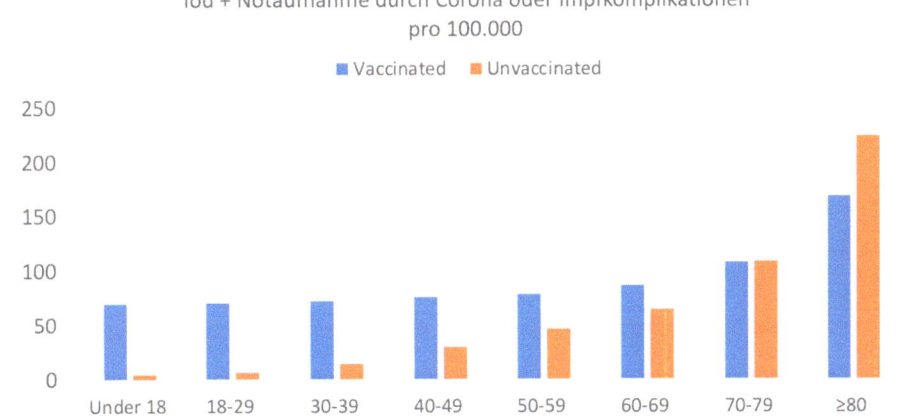

Abbildung 22: Notfallbehandlungen, Tod an/mit Corona und tödliche Impfkomplikationen addiert

Blau = Geimpfte, Orange = Ungeimpfte; Angaben in Fällen pro 100.000 Einwohner
Quelle: UKHSA, EMA

Die Impfung bietet, wenn überhaupt, nur in den obersten Altersklassen einen minimalen Schutz. Dabei sind die Werte noch deutlich zugunsten der Impfung verfälscht:

- nicht berücksichtigt ist das Underreporting (also die Tatsache, dass nur ein Bruchteil der Vorkommnisse gemeldet wird)
- nicht berücksichtigt ist die Frage, ob jemand an oder mit Corona verstorben ist. Je nach Untersuchung reduziert sich die Anzahl der Corona-Toten um 20–80 %.

Realistisch wäre also mindestens ein Korrekturfaktor von 40. Aber nehmen wir einmal einen (wohl falschen) extrem konservativen Wert von 10 an. Dann erhalten wir einen einigermaßen realistischen Blick auf die Gesundheitsschäden, die momentan in der Bevölkerung verursacht werden:

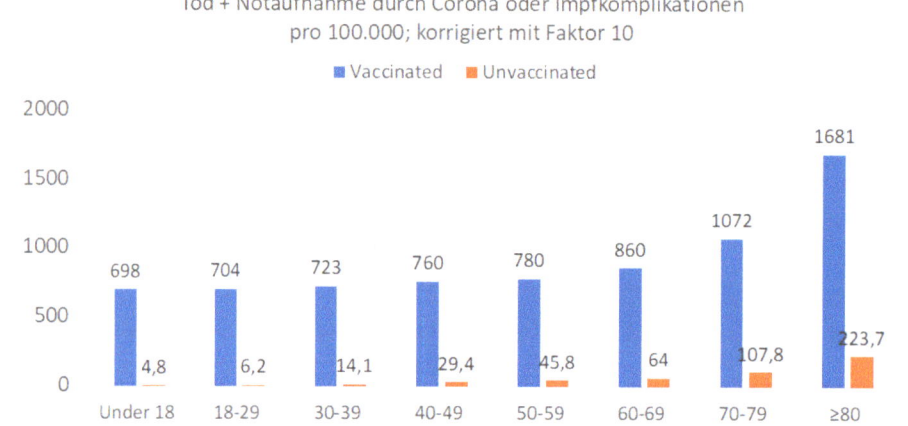

Abbildung 23: Notfallbehandlungen, Tod an/mit Corona und tödliche Impfkomplikationen
addiert
Blau = Geimpfte, Orange = Ungeimpfte; Angaben in Fällen pro 100.000 Einwohner,
Korrekturfaktor 10
Quelle: UKHSA, EMA

Die einseitige Fixierung auf Corona-Erkrankungen unter völliger Vernachlässigung der Gesamtgesundheit hat eine medizinische Katastrophe biblischen Ausmaßes verursacht. Es wird deutlich, warum der ehemalige leitende Pfizer-Manager und Molekularbiologe Dr. Michael Yeadon davon spricht, dass „wir [...] an den Pforten der Hölle" stünden. Wir beobachten hier nicht weniger als ein Menschheitsverbrechen.

DAS PROBLEM DER FEHLENDEN SURROGATMARKER

Während wir also bei den Surrogatmarkern für den Nutzen der Impfung die falschen verwenden, fehlen sie bezüglich möglicher Risiken und Nebenwirkungen fast komplett. Am deutlichsten wird dies bei den begleitenden Laboruntersuchungen. Diese fielen so minimal aus, so oberflächlich, dass es unmöglich ist, anhand dieser Werte kritische Langzeitfolgen zu identifizieren. Als Beispiel das Laborpanel von Pfizer aus Phase I:

- Blutbild
- Harnstoff und Creatinin
- ASAT, ALAT
- Bilirubin
- Alkalische Phosphatase
- Schwangerschaftstest

Das ist eine Untersuchung, wie sie jeder Hausarzt einmal im Jahr bei seinen Patienten durchführt. Absolute Routine, oberflächlich und vollkommen ungeeignet, um die Wirkungsweise eines vollkommen neuen Wirkstoffs im menschlichen Körper zu beurteilen. Einige Beispiele, was sinnvollerweise hätte getestet werden sollen:

- Immunsystem
  - Entstehung von Autoimmunreaktionen (Auto-Antikörper)
  - Anhaltende Abwehrschwäche
  - Chronische Entzündungsreaktionen
- Hormonhaushalt und Neurotransmitter
  - Veränderung bei Bildung
  - Freisetzung oder Abbau der Botenstoffe
- Herz-Kreislauf-System
  - Veränderungen des Herzens, z.B. Myokarditis, Kardiomyopathie
- Gerinnungsstörungen
  - Thrombenbildung
  - Embolien
  - Durchblutungsstörungen
- Erbgut / DNA
  - Veränderungen an Genen (Mutationen)
  - Veränderungen der Genaktivität (z.B. Deaktivierung von Krebs-Schutz-Genen)

Die eklatante Auslassung elementarster Parameter wird durch die massiv verkürzte Studiendauer noch potenziert. Hätte man die Studien länger betrieben, wären etwaige längerfristige Schäden vielleicht durch das Auftreten von Beschwerden entdeckt worden. Da aber weder aktiv gemessen noch lange genug passiv beobachtet wurde, kann über die tatsächliche Sicherheit der Wirkstoffe keine begründete und gesicherte Aussage gemacht werden. Die Behauptung, die Impfstoffe seien gründlichst, lückenlos und nach bestem Wissen und Gewissen auf ihre Sicherheit geprüft worden ist … eine Lüge. Mit Blick auf die Placebos entspricht der Studienaufbau noch nicht einmal elementarsten wissenschaftlichen Standards. Dass die Aufsichtsbehörden (EMA, PEI, FDA) diese Daten als ausreichend akzeptiert haben, ist ein Skandal für sich.

DAS PROBLEM DER KONTROLLGRUPPE

Nachdem es den Herstellern gestattet worden war, die Zulassung zu teleskopieren, hätte man sie zumindest verpflichten müssen, die noch laufenden Phase-III-Studien weiterzuführen. Dadurch wäre es möglich gewesen, Erfahrungswerte zu sammeln, die über wenige Monate hinausgehen. Man hätte nach 6 Monaten, 12 Monaten oder 2 Jahren nochmals Bilanz ziehen können:

- Gab es mittel- und langfristig in der Studiengruppe vermehrt Probleme, die in der Kontrollgruppe nicht auftraten?
- Hatten die geimpften Probanden binnen eines Jahres mehr Herzinfarkte oder Schlaganfälle?
- Kam es zu einem Anstieg von Autoimmunerkrankungen?
- Wurden Depressionen häufiger?
- Kam es zu mehr Schwangerschaftskomplikationen?
- Nahmen Allergien zu?

Und so weiter und so weiter. Man hätte. Raten sie was stattdessen passierte: Den Herstellern wurde es erlaubt, nach 6 Monaten die Verblindung aufzuheben und der ungeimpften Kontrollgruppe den Impfstoff zu geben. Damit wurde auch die letzte, kleine Chance vertan zumindest ansatzweise längerfristig angelegte Gesundheitsrisiken durch die Impfung zu erfassen.

Im Prinzip lässt sich auf Basis der Zulassungsstudien folgende Zusammenfassung geben:

Die Impfstoffe reduzieren moderat das Risiko für leichte Corona-Erkrankungen bei Gesunden, allerdings verursachen sie im Gegenzug überproportional häufig massive Gesundheitsschäden. Für Kinder, chronisch Kranke und alte Menschen lassen sich keine signifikanten Schlüsse bezüglich Effektivität und Sicherheit der Impfstoffe ziehen.

RELATIVE UND ABSOLUTE RISIKOMINDERUNG

Die Effektivität der Impfungen wurde seitens der Hersteller mit über 90 % angegeben, die Presse, des RKI und die Politik übernahmen dies kritiklos und überschwänglich. Dabei wäre Zweifel angebracht gewesen, auf mehreren Ebenen. Die banalste ist noch, dass *alle* Hersteller in den Kaufverträgen auf drei Punkten bestanden – und diese auch zugesichert bekamen:

1. die Hersteller werden keine Angaben zur Wirksamkeit der Impfstoffe machen
2. die Hersteller werden keine Angaben zu Sicherheit der Impfstoffe machen
3. die Hersteller können weder für mangelnde Wirksamkeit noch auftretende Sicherheitsprobleme (= Nebenwirkungen und Komplikationen) rechtlich haftbar gemacht werden

Das sind erstaunliche Bedingungen für ein Medikament, das angeblich hochgradig sicher ist und eine Effektivität nahe 100 % aufweist. Sieht man sich die Berechnung der Effektivität genauer an, hält diese bei weitem nicht, was sie verspricht. Aus mehreren Gründen. Ein Problem, das alle Hersteller hatten, bestand darin, dass während der Studie verschwindend wenig Corona-Fälle auftraten, speziell mit schwerer klinischer Ausprägung oder gar tödlichem Verlauf. Genauer gesagt waren diese so selten, dass aus ihrer

Analyse keine statistisch signifikanten Aussagen abgeleitet werden können. Das bedeutet zweierlei: Zum einen, dass die Berechnungen der Hersteller auf äußerst wackligen Daten beruhen und zweitens, dass es inmitten der angeblich größten Pandemie aller Zeiten nicht möglich war, genügend Corona-Kranke aufzutreiben.

Ein weiteres Problem ist die Art der Effektivität. Als Impfkandidat interessiert mich vor allem, wie stark mein Risiko sinkt, an der Krankheit, gegen die geimpft wird, zu erkranken. Ein einfaches Rechenbeispiel (die Zahlen sind rein hypothetisch) soll dies verdeutlichen: Vor der Impfung liegt meine Wahrscheinlichkeit binnen eines Jahres an Corona zu erkranken bei 50 %, nach der Impfung bei 5 %. Dann hat sich mein absolutes Erkrankungsrisiko um 45 %-Punkte vermindert. Oder, wie z.B. Karl Lauterbach nicht müde wird zu betonen: Wer sich nicht impft, wird erkranken. Also 100 % Risiko ohne Impfung. Wenn jetzt für die Impfung eine Effektivität von 95 % behauptet wird, denkt der Durchschnittsbürger, dass das Erkrankungsrisiko durch die Impfung von 100 % auf 5 % gesenkt wird. Das ist falsch und weit, weit weg von der Realität – denn die Hersteller geben für die Effektivität die *relative* Risikoreduktion an. Und das geht so:

- Nehmen wir einmal an, in der Zulassungsstudie erkranken in der Placebogruppe 100 von 10.000 Teilnehmern symptomatisch an Corona.

- In der Impfgruppe erkranken 5 von 10.000 Teilnehmern symptomatisch an Corona.

- Nun setzt man beide Zahlen ins Verhältnis und berechnet den prozentualen Unterschied:

$$\frac{5}{100} \times 100 = 0,05 \times 100 = 5\,\%$$

- In der Impfgruppe entspricht die Erkranktenzahl also 5 % der Kontrollgruppe, daraus ergibt sich eine relative Risikoreduktion von 95 %.

Das ist mathematisch vollkommen korrekt, aber führt praktisch in die Irre. Für den Geimpften ist die entscheidende Frage, wie stark das *individuelle* Erkrankungsrisiko sinkt. Das würde die absolute Risikoreduktion angeben, und die wäre in unserem Beispiel:

- Erkrankungsrisiko ungeimpft: 100 zu 10.000

$$\frac{100}{10.000} \times 100 = 0,01 \times 100 = 1\,\%$$

- Erkrankungsrisiko geimpft: 5 zu 10.000

$$\frac{5}{10.000} \times 100 = 0,0005 \times 1000 = 0,05\%$$

- Das individuelle Risiko an Corona zu erkranken, reduziert sich durch die Impfung von 1 % auf 0,05 % und sinkt damit um 0,95 %-Punkte.

Das ist dann noch ein sehr überschaubarer Effekt. Viele Menschen denken aber, sie seien zu fast 100 % vor Corona geschützt, tatsächlich hingegen sinkt ihr Risiko zu erkranken um weniger als 1 %. Das wäre an sich schon bitter genug, endgültig fatal wird die Rechnung aber, bezieht man die *absoluten individuellen Risiken* für schwere und schwerste Nebenwirkungen ein (vgl. „Das Problem der fehlenden Surrogatmarker"). Es wird damit ein knappes Prozent Risikominderung mit einem vielfach höheren Risiko für andere gesundheitliche Schäden erkauft. Im Übrigen sind nicht einmal die relativen Effektivitätswerte zuverlässig.

Der Herausgeber des British Medical Journal (BMJ, eine der angesehensten wissenschaftlichen Journale der Welt) kritisierte die Zulassungsstudie von Pfizer in einem Editorial mit scharfen Worten.[xiv] So verschwanden zwischen Studienbeginn und Auswertung 4.000 Teilnehmer aus der Studie. Auf Basis welcher Kriterien sie ausgeschlossen wurden, wird von Pfizer mit keinem Wort erläutert. Es drängt sich allerdings ein gewisser Verdacht auf. Bezieht man sie in die Berechnungen mit ein, sinkt die relative Wirksamkeit auf unter 30 %. Ab 50 % gilt ein Impfstoff als weitestgehend wirkungs- und nutzlos. Zudem musste Pfizer inzwischen Todesfälle während der Zulassungsstudie an die FDA nachmelden – die größtenteils auf die Geimpften entfallen und deren Anzahl um 40 % (!) erhöht. In den Medien hierzulande wurde dies weitestgehend übergangen – stattdessen wird die mRNA-Impfung auf Kinder und Jugendliche ausgedehnt!

3. DIE IMPFSTOFFE: WOMIT HABEN WIR ES ZU TUN?

Dieses Kapitel gibt einen kurzen Überblick darüber, wie die Corona-Impfstoffe aufgebaut sind und wie sie funktionieren. Sollten sie bereits mit diesen Grundlagen vertraut sein, können sie dieses Kapitel getrost überspringen.

Momentan verteilt sich das Herstellerfeld folgendermaßen:

Art des Impfstoffes	Hersteller
Vektorimpfstoffe (DNA-Impfstoffe)	*Astra-Zeneca* *Jansen*
RNA-Impfstoffe	*Biontech/Pfizer* *Moderna*
Totimpfstoffe	*Valneva* *Novavax*

Abbildung 24: Einteilung der aktuellen Corona-Impfstoffe

WIE KLASSISCHE IMPFSTOFFE FUNKTIONIEREN

Impfungen werden seit mehr als 250 Jahren in der Medizin eingesetzt, angefangen bei Lebendimpstoffen im 18. Jahrhundert. Klassische Impfungen unterscheiden sich nach ihrer technischen Umsetzung:

Umsetzung	*Erklärung*
Lebendimpfstoffe	*Eine geringstmögliche Menge des Erregers wird in den Körper eingebracht. Zudem wird der Erreger attenuiert (abgeschwächt). Dadurch kann das Immunsystem in der Regel mit dem Erreger fertig werden und Immunität entwickeln, ohne Ausbruch der Erkrankung. Leichte Symptome sowie teilweise die Ansteckung Dritter sind möglich.* *Beispiel: Polio-Schluckimpfung, Masernimpfung*
Totimpfstoffe	*Der Erreger wird deaktiviert, sodass er sich im Körper nicht mehr vermehren kann. Das Immunsystem kann den Gegner so ohne Gefahr kennenlernen und Immunität entwickeln.* *Beispiel: Grippe-Impfung*
Peptidimpfstoffe	*Unterart der Totimpfstoffe; statt des kompletten Erregers wird nur ein Bruchstück desselben verabreicht. Dabei kann es sich um ein hochgradig typisches Merkmal handeln, anhand dessen das Immunsystem in Zukunft den Erreger identifizieren kann. Es kann sich auch um ein Toxin handeln, das von diesem Erreger produziert wird und gegen das nun Immunität entwickelt wird.* *Beispiel: Tetanus-Impfung*

Abbildung 25: Einteilung klassischer Impfstoffe

Dabei haben alle diese Impfstoffe zwei typische, gemeinsame Eigenschaften.

1. Um die Wahrscheinlichkeit einer Immunreaktion zu erhöhen, werden Zusatzstoffe eingesetzt, die das Immunsystem zusätzlich reizen und aktivieren. Dies sind die sogenannten Adjuvantien. Am häufigsten kommen hier Aluminiumsalze zum Einsatz. Ob und in welchem Umfang dieses Aluminium zu gesundheitlichen Problemen nach einer Impfung führt, ist nach wie vor Gegenstand einer äußerst kontrovers geführten Diskussion. Die genauen Mechanismen, über die Adjuvantien die Immunitätsbildung befördern, sind zudem, trotz jahrzehntelanger Anwendung, immer noch unbekannt.

2. Der Impfstoff gelangt *nicht* unkontrolliert in gesunde Zellen. Stattdessen verteilt er sich im Blut und in der Lymphe. Dort wird er von Immunzellen bemerkt, die den Impfstoff anschließend durch Phagozytose (wörtlich: Fressen) aufnehmen und weiterverarbeiten. Durch diese Verarbeitung entsteht letztlich die Immunität; gesunde Zellen werden durch den Vorgang nicht geschädigt.

GEN-BASIERTE IMPFSTOFFE

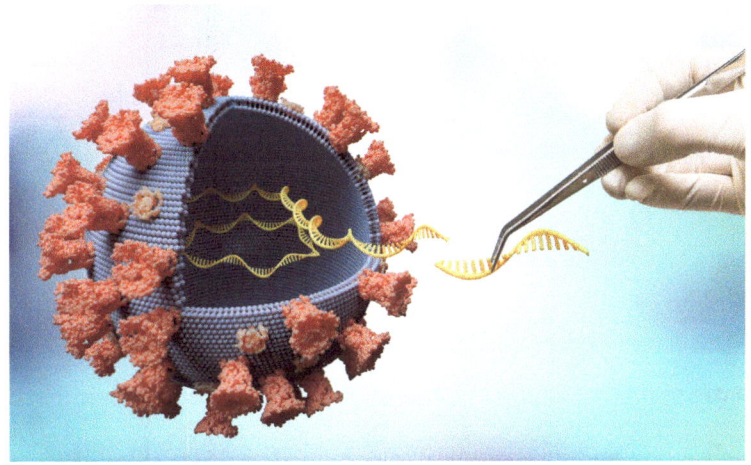

Abbildung 26: Ist Virus-Erbgut ein geeigneter Impfstoff?
Bildquelle: shutterstock.com/vchal

Die aktuell eingesetzten Impfstoffe unterscheiden sich von den bisherigen so radikal, dass die Bezeichnung Impfstoff eigentlich nicht mehr zutrifft. Es handelt sich technisch um eine Gentherapie. Etwas, das in der Landwirtschaft hierzulande äußerst verpönt ist, wird nun millionenfach mit gesunden Menschen praktiziert. Die Idee hinter diesen Gentherapeutika ist folgende: Anstatt den Erreger oder Teile des Erregers in den Körper zu bringen, schleust man den Bauplan für Teile des Erregers ein. Anschließend zwingt man gesunde Zellen, diesen Bauplan abzulesen und entsprechend Erregerbestandteile zu produzieren. Der Vorteil liegt dabei primär auf der Herstellerseite. Für klassische Impfstoffe muss das Ausgangsmaterial aufwändig hergestellt werden: Die jeweiligen Erreger müssen in großer Anzahl gezüchtet werden, wofür riesige Zellkulturen und enorme

Laborkapazitäten benötigt werden. Zudem müssen die gewonnenen Erreger weiterverarbeitet werden, ein Prozess, der je nach Art des Impfstoffs ebenfalls mit einem hohen Aufwand einhergeht. Den Bauplan in Form von DNA oder RNA herzustellen, ist vergleichsweise einfach, billig und schnell. Daraus ergeben sich zwei Hauptunterschiede zu den klassischen Impfstoffen, die gleichzeitig für die exponentiell häufigeren Nebenwirkungen verantwortlich sind:

1. Statt darauf spezialisierten Abwehrzelle können alle Zelltypen im Körper den Impfstoff aufnehmen – und tun dies auch. Es sind daher hauptsächlich gesunde Zellen an den folgenden Immunreaktionen beteiligt.

2. Die betroffenen Zellen bauen das Virusprotein als Bestandteil ihrer Zellmembran in ihre Oberfläche ein.[15] Dadurch verwandeln sie sich aus Sicht des Immunsystems in infizierte Zellen. Folge: Das Immunsystem wird diese Zellen abtöten und eliminieren. Dieser Effekt tritt bei klassischen Impfstoffen nicht auf.

Je nachdem, welche Zelltypen in welchen Geweben und Organen nun vom Immunsystem angegriffen werden, ergeben sich unterschiedliche Folgeschäden. Diese variieren bezüglich

- ihrer Intensität,
- ihrem zeitlichen Verlauf,
- ihrer Natur,

- ihren Folgen und

- der daraus entstehenden Beschwerden und Symptome.

Da wie zuvor erwähnt *alle* Zellen *überall* im Körper betroffen sein können, ist die Bandbreite der möglichen Schäden enorm, die möglichen Symptome extrem inhomogen und zahlreich. Man hätte hier in den Zulassungsstudien minutiös und detailliert eine Vielzahl von Stoffwechselwegen, Regelprozessen und Funktionsabläufen im Körper untersuchen müssen, um sich ein einigermaßen solides Bild von der Gesamtsituation zu machen. Wie wir gesehen haben, wurde genau dies vermieden. Für die langfristige Perspektive der Betroffenen ist, neben dem Überstehen der akuten Probleme, vor allem folgende Fragestellung entscheidend: Sind die entstandenen Schäden reversibel? Oder werden hier Strukturen und Funktionen zerstört, die sich nicht mehr reparieren lassen? Beispielsweise kann der Untergang von Schleimhautzellen problemlos kompensiert werden, ihre Lebensdauer liegt ohnehin bei wenigen Tagen. Nervenzellen hingegen regenerieren schlecht bis gar nicht. Im Nervensystem und bei Herzmuskelzellen gilt hingegen im Regelfall: Was weg ist, ist weg und kommt nicht mehr zurück.

Technisch ist bei den Genimpfstoffen zunächst die Frage interessant, wie man die viralen Gene in die menschlichen Zellen einschleust – und zwar so, dass sie dabei nicht zerstört werden und die Zelle gezwungen wird diese Gene abzulesen und zu aktivieren. Dabei haben sich zwei Methoden herauskristallisiert: Vektorimpfstoffe und mRNA-Impfstoffe.

DNA-Impfstoffe: Vektorviren als Carrier

Bei **Vektorimpfstoffen** wird ein anderes, für den Menschen ungefährliches, Virus als Carrier genutzt, gewissermaßen eine Art Fähre oder Shuttle. Das Impfgenom wird zunächst in dieses Virus verpflanzt. Anschließend wird das manipulierte Virus in den Menschen injiziert, wo es umgehend beginnt, sich im Körper zu verteilen – wohlgemerkt im gesamten Körper! Die Darstellung, dass der Impfstoff und damit das Virus im Injektionsareal, sprich im Muskel bleiben würde, ist ein Märchen und widerspricht eklatant der aktuellen Studienlage. Untersuchungen belegen u.a. die Anreicherung des Impfstoffs in Gehirn, Herz, Nieren und Leber.[16] Wer gegenteiliges behauptet ist entweder nicht auf der Höhe des Wissens oder unterschlägt bewusst die Fakten. Erschwerend kommt hinzu, dass seitens der STIKO (die Ständige Impfkommission des RKI) empfohlen wird, bei der Injektion der Impfung nicht mehr zu aspirieren.[17] Aspirieren bedeutet, nach dem Einstich der Nadel nicht sofort das Medikament zu injizieren, sondern zuerst mittels Ansaugens zu prüfen, ob Blut in die Spritze fließt. So soll der Anstich eines Blutgefäßes ausgeschlossen werden, um sicherzustellen, dass der Wirkstoff im Muskelgewebe und nicht im Blutkreislauf landet. Handelt es sich um den Anstich eines Gefäßes, würde der Wirkstoff also direkt in die Blutbahn gegeben werden anstatt in den Muskel und sich dann *sofort*, innerhalb von wenigen Minuten, im gesamten Körper verteilen – statt im Muskel. Aber egal ob nun ein Gefäß oder der Muskel getroffen wird – mehr oder weniger Wirkstoff wird sich über Blut und Lymphe verteilen und alle erreichbaren Zellen infizieren. Dabei dringt es zuerst in die Zellen ein und bringt anschließend die zuvor eingebaute DNA des Coronavirus in den Zellkern. Dort wird die DNA dann von körpereigenen Enzymen in RNA umgewandelt, die anschließend den Zellkern verlässt und ins Zytoplasma (Zellwasser) wandert. Hier wird die RNA schließlich abgelesen und das Spike-Protein produziert. Dieses wird nun auf zwei Arten weiterverwendet: Ein Teil der produzierten Spike-Proteine wird in die Zellwand (Zellmembran) eingebaut, was die Zelle aus Sicht des Immunsystems zu einem Feind macht, der vernichtet werden muss. Ein anderer Teil wird in kleine Bläschen verpackt (Exosomen) und aus der Zelle ausgeschleust. Diese Transportkugeln in Nanogröße zirkulieren dann im Organismus und können technisch gesehen sowohl jedes andere Organ als auch jede Zellart erreichen, zusätzlich können sie theoretisch auch an die Umwelt abgegeben werden. Das würde das Phänomen des Shedding erklären (vgl. Kapitel

Shedding). Ein mögliches Problem der Vektortechnologie: Die in den Zellkern unserer Zellen eingebrachte DNA könnte dort (a) überdauern und (b) durch spezielle Enzyme in unsere eigene DNA integriert werden. Das wiederum besitzt ein mehrfaches Risikopotential:

- Durch Einfügen der Virus-DNA in die menschliche DNA können Mutationen entstehen – mit unabsehbaren Folgen.
- Die technisch mögliche Bandbreite reicht von „keinerlei Effekt" bis hin zu krebsauslösenden Genveränderungen.
- Es könnte auch zu Aktivitätsänderungen unserer Gene kommen, z.B. indem ein bestimmtes Gen überaktiv oder ein anderes blockiert wird.
- Die Entstehung von Krebs durch Einbau viraler DNA in das menschliche Erbgut ist ein längst bekanntes Phänomen. Man spricht hier von onkogenen Viren. Bekanntestes Beispiel dürfte hierzulande HPV sein. Das Humane Papillomavirus kann bei Frauen Gebärmutterhalskrebs auslösen.

Ob der verwendete Impf-Vektor in das menschliche Erbgut eingebaut wird, wurde von den Herstellern in den Zulassungsstudien nicht untersucht – weder in Zellkulturen, Tiermodellen noch bei geimpften Probanden. Dass diese Möglichkeit überhaupt bestehen könnte, wird vielmehr standhaft abgestritten. Das ist eine erstaunliche Aussage, die zum einen dem Stand der Wissenschaft widerspricht,[18] und zum anderen nicht durch eigene Untersuchungen belegt wurde.

RNA-Impfstoffe: Nanopartikel als Carrier

Anstatt ein genmanipuliertes Virus als Überträger der Impfgene zu verwenden, werden bei RNA-Impfungen Nanopartikel eingesetzt; genauer gesagt fettlösliche Nanopartikel (LNP, Lipid-Nano-Partikel). Hierbei handelt es sich salopp formuliert um winzig kleine Fett-Tröpfchen, in denen der Wirkstoff eingeschlossen ist. Durch ihre Nanogröße können diese Partikel *alles* im Körper erreichen – jedes Organ, Gewebe und jede Zelle, überall. Sie können *alle* Membranen und Zellwände durchdringen, ohne dass die betreffende Zelle das kontrollieren oder verhindern könnte. Die Medizin liebäugelt seit Langem mit Nanopartikel; und das aus v.a. zweierlei Gründen. (1) Medikamente, die vom Körper nur schlecht aufgenommen werden, könnten mit ihrer Hilfe problemlos in den Organismus eingebracht werden. (2) Auch „Targeted Therapy" ist hier ein wichtiges Schlagwort: Würde es gelingen die Nanopartikel spezifisch zu adressieren, könnten selektiv nur bestimmte Zellen im Körper mit den Partikeln behandelt werden. Dies würde z.B. die gezielte Vernichtung von Krebszellen durch Chemotherapeutika erlauben, ohne den restlichen Organismus mitzuvergiften.

So weit, so gut und so theoretisch, denn leider ist es bislang nicht gelungen, Nanopartikel in größerem Maßstab medizinisch nutzbar zu machen. Das hat u.a. folgende Gründe:

- Fehlende Spezifität: Noch ist es unmöglich, Nanopartikel auf bestimmte Zielzellen zu spezialisieren. Sie dringen schlicht in alle Zellen ein, die für sie erreichbar sind (Schrotschuss-Effekt).

- Toxizität: Die Bestandteile der Nanopartikel-Hülle sind für unseren Körper toxisch und können akute Entzündungen und Schäden auslösen.[19] Hier besteht zudem ein Zielkonflikt: Je bioverfügbarer die Nanopartikel sein sollen, desto höher fällt tendenziell der Anteil der toxischen kationischen Komponenten aus. Da die RNA selbst im Körper sehr schnell abgebaut wird, müsste sie für eine fortlaufende Therapie (z.B. bei Krebserkrankungen oder Gendefekten) immer wieder verabreicht werden. Die Giftigkeit der Nanopartikel lässt das aber nicht zu, weswegen es bisher nicht gelungen ist, auf Basis dieser Technologie auch nur eine funktionierende Therapie zu entwickeln.

Diese Probleme wurden bei der Entwicklung der RNA-Impfstoffe nicht gelöst – sie wurden einfach ignoriert. Die massiv entzündliche Wirkung der LNP wurde sogar als *adjuvant* eingestuft, also als hilfreich – und zwar in dem Sinne, dass das Immunsystem des Geimpften zusätzlich „aktiviert" wird. Ignoriert wurde dabei die Frage, *welche* Teile des Immunsystems konkret angeregt und ob andere Teile vielleicht gehemmt werden. Tatsächlich werden vor allem unspezifische Abwehrzellen der angeborenen Abwehr stimuliert, ein Entzündungstyp, der die Immunitätsbildung nicht unterstützt, sondern vor allem Kollateralschäden verursacht. Gleichzeitig werden Dendritische Zellen und Natürliche Killerzellen enorm gehemmt – die aber bei der Abwehr von Viren und der Entwicklung einer anhaltenden Immunität enorm wichtig sind.[20] Ebenfalls ignoriert wurde, dass durch die akute Giftigkeit der LNP in erheblichem Umfang Freie Radikale gebildet werden, wodurch oxidativer Stress entstehen kann.[21] Dieser belastet nicht nur das Immunsystem, sondern besitzt mannigfaltige Schadwirkungen im Organismus – unter anderem wird die Bildung von Gerinnseln und Entzündungen begünstigt und die Mitochondrien, die Kraftwerke unserer Zellen, geschädigt.

In noch höherem Maß als die Vektorviren besitzen die Nanopartikel zudem die Fähigkeit, sich im Organismus zu verteilen und in Organen anzureichern, die weit von der Injektionsstelle entfernt sind. Eines davon ist das Gehirn.[22] Dieses ist nun durch Entzündungen und Freie Radikale gefährdet. Dies könnte einer der Gründe sein, warum neurologische Beschwerden zu den häufigsten Impfnebenwirkungen zählen. Das Gehirn ist dabei jedoch in guter Gesellschaft. Innerhalb weniger Stunden nach Injektion konnten die Impf-Nanopartikel im Knochenmark, der Leber, den Lungen, der Milz sowie den Nieren nachgewiesen werden. Dabei handelt es sich nicht um Verschwörungstheorien, sondern Daten aus den Zulassungsstudien der Hersteller – die es vorzogen diese Fakten zu ignorieren.[23]

Ebenso wie die EMA. Dieser lagen Daten vor, die den Nachweis der Impfstoffe in *allen* Organen und Geweben zeigten, die Behörde sah darin aber kein Warnsignal, ließ die Sache auf sich beruhen.[24,25] Ob und welche lokalen Reaktionen sich aus der Anreicherung der Nanopartikel ergeben, wurde zu keinem Zeitpunkt untersucht, weder labortechnisch noch bildgebend. Wenn Hersteller und Aufsichtsbehörden daher behaupten, es gäbe keine Belege für Schäden durch die Nanopartikel ist das zumindest mutig – wie soll es auch Belege für etwas geben, wonach man gar nicht gesucht hat. Kafka lässt grüßen, und das wird er noch häufiger im Laufe unserer Analyse.

Die entzündliche Wirkung der Nanopartikel wird noch durch einen weiteren Umstand verstärkt – der Zugabe von PEG (Polyethylenglykol). Diese Substanz findet sich in zahlreichen Alltagsprodukten, auch in Medikamenten – allerdings werden diese oral oder äußerlich eingesetzt. Ein erheblicher Teil der Menschen hat aufgrund früherer Kontakte zu dieser Substanz Antikörper gegen PEG entwickelt. Das ist normalerweise nicht weiter problematisch. Da aber im Rahmen der Impfung das PEG injiziert wird, kommt es nun nicht auf der Haut oder im Magen-Darm-Trakt an, sondern im Blut. Und hier trifft es dann auf die bereits gebildeten PEG-Antikörper. Folge: Weitere Entzündungsprozesse und eventuell allergische Reaktionen. Letztere wiederum zählen zu den häufiger zu beobachtenden akuten Nebenwirkungen der Impfung. Ob eine PEG-Allergie oder PEG-Sensibilisierung besteht, wird im Vorfeld der Impfung nicht geprüft. Entsprechende wissenschaftliche Untersuchungen setzen das Risiko für Vorhandensein von PEG-Antikörpern bei 70 % an.[26] Und selbst wenn die

Antikörper zum Zeitpunkt der ersten Impfung nicht existieren – sie werden spätestens dann gebildet und können bei der Zweitimpfung bzw. diversen Boostern zu akuten Entzündungsreaktionen führen.[27]

Was ebenfalls nicht untersucht wurde, ist die Frage, ob die verwendete RNA in das menschliche Erbgut gelangen könnte. Auch hier wird die Möglichkeit generell verneint, ohne mit entsprechenden Untersuchungen aufwarten zu können. Zwar gelangt die RNA im Gegensatz zur DNA der Vektorimpfstoffe nicht automatisch in den Zellkern – mittlerweile ist aber belegt, dass virale RNA im Allgemeinen[28] und RNA von SARS-CoV2 im Speziellen[29] in die menschliche DNA integriert werden kann. Es wäre daher dringend geboten zu prüfen, ob dies auch für die Impf-RNA zutrifft. Falls ja, wären auch hier wieder Mutationen mit unabsehbaren Konsequenzen möglich, ähnlich den DNA-Wirkstoffen.

Im Internet und diversen Chatgruppen kursieren verschiedenste Protokolle, mit deren Hilfe man angeblich die Nanopartikel aus der Impfung entgiften kann. Die schlechte Nachricht: Es handelt sich hier weitestgehend um evidenzfreie Spekulationen und medizinisch-pharmakologisch unhaltbare Aussagen. Die besagten Nanopartikel lassen sich nicht durch Bindemittel, egal welcher Art, neutralisieren. Zeolithe, Pektine, Algen, Heilerde, etc. sind in diesem Kontext wirkungslos.

Die Nanopartikel verteilen sich direkt nach der Injektion innerhalb von Sekunden und Minuten im gesamten Organismus. Sie werden umgehend durch unsere Zellen aufgenommen und sind dort durch Bindemittel nicht mehr erreichbar. Stellen sie sich die Aufnahme der Nanopartikel eher vor, wie eine Strahlendosis, z.B. bei Röntgenuntersuchungen: Alles im Körper wird erreicht, umgehend durchdrungen und die Effekte stellen sich innerhalb kürzester Zeit ein.

Was sind diese Effekte? Zum einen Entzündung, zum anderen Radikalenproduktion. Anstatt zu versuchen etwas zu binden, was längst nicht mehr erreichbar ist, sollte man die Schadwirkung der Nanopartikel ausgleichen und ihren Abbau in den Zellen beschleunigen. Dieser Abbau erfolgt durch das Autophagiesystem der Zellen, konkret in den Lysosomen. Diese Zellorganellen darf man sich als Müllverbrennungsanlage der Zelle vorstellen. Das Vorgehen besteht also aus drei Komponenten: Entzündungshemmung, Radikalen-Neutralisation und Stimulation der Lysosomen.

Toxizität der Nanopartikel senken

Aufgabenbereich	Wirkstoff/Präparat	Dosierung
Entzündungshemmung	ASS	5 mg/kg alle 4h
	EGCG[30]	3x800 mg/d
	Dexamethason	3x4 mg/d
Radikalenfänger	NAC[31]	2x100 mg/kg/d
	Vitamin C	2500 mg/d alle 6h
	Vitamin E	2x12 mg/d
Lysosomen[32, 33, 34]	Sulforaphan[35]	3x50 mg/d
	Curcumin[36]	4x200 mg/d
	Resveratrol[37]	3x500 mg/d

Abbildung 27: Sofortmaßnahmen zur Senkung der Nanopartikel-Toxizität
Beispielhafte Präparate siehe jeweilige Fußnoten

Am sichersten fährt man, wenn man vor und nach der Impfung Entzündung und Radikale bestimmt. Ein geeignetes Untersuchungsprofil könnte so aussehen:

Entzündung und Radikale vor und nach Impfung bestimmen

Aufgabenbereich	Wirkstoff/Präparat
Entzündung	hsCRP (hochsensitive CRP)
	IL-6 (Interleukin 6) und IL-17 (Interleukin 17)
Radikale	oxLDL (oxidiertes LDL), in manchen Laboren auch als MDA-LDL bezeichnet
	Lipidperoxide

Abbildung 28: Parameter zur Bestimmung von Radikalen und Entzündung

Von Seiten offizieller Stellen und der Hersteller wird nach wie vor das Bild vermittelt, die Impfstoffe würden im Körper innerhalb weniger Tage restlos und ohne Rückstände abgebaut. Dies war von Anfang an eine äußerst gewagte Behauptung, da dieser Aspekt in den Zulassungsstudien (wieder einmal) nicht ausreichend untersucht wurde. Ob, wie und wo die Impfbestandteile (Nanopartikel, mRNA, DNA) mittel- und langfristig im Körper verbleiben, wurde nur ansatzweise an Tiermodellen geprüft; über einen Zeitraum von maximal 96 Stunden. Es wurde weder gemessen, wie viel Spike-Protein im Anschluss an die Impfung gebildet wird, noch wie lange es gebildet wird und ebenso wenig, wie lange die gebildeten Spikes dann im Organismus zirkulieren oder sich gegebenenfalls ablagern. Ob die Impf-RNA bzw. DNA in das menschliche Genom integriert wird, wurde ebenfalls nicht untersucht (!). Mittlerweile haben sich aber bezüglich der Haltbarkeit der Impfstoffe bzw. des von ihnen induzierten Spike-Proteins äußerst beunruhigende Fakten ergeben. Die mRNA der Impfstoffe wurde von den Herstellern modifiziert (z.B. Verwendung von Pseudouridin) und ist daher deutlich haltbarer als natürliche Virus-RNA.[38] Die mRNA der Impfung lässt sich noch nach Monaten im menschlichen Körper nachweisen,[39] selbiges gilt für das Spike-Protein.[63] Dieses kann über ein Jahr in bestimmten Zellen des Immunsystems überdauern.[40] Noch beunruhigender: Inzwischen gibt es ernstzunehmende Hinweise darauf, dass die Impf-RNA von unseren Zellen in DNA umgewandelt und im Zellkern abgelegt wird.[41] Die dafür benötigten Enzyme (Reverse Transskriptasen) werden unglücklicherweise durch die Impf-RNA stimuliert und vermehrt gebildet. Dieser Effekt ist insbesondere in stark teilungsaktiven Zellen und Geweben zu erwarten, also im Knochenmark, den Schleimhäuten, dem Nervenstützgewebe sowie embryonalen bzw. fetalen Zellen in der Schwangerschaft. Ebenfalls stark teilungsaktiv: Krebszellen. Zur Sicherheit der Impfstoffe bei Schwangeren und Krebspatienten liegen bislang keine Studiendaten vor, die Empfehlung und der Einsatz der Impfung bei beiden Personengruppen erfolgte „blind", ohne dass hier Sicherheitsdaten aus den Zulassungsstudien vorlagen. Aus all dem ergeben sich sehr ernste Fragen:

- Wie lange zirkulieren gebildete Spikes im Körper, bevor sie abgebaut werden? Wie werden sie abgebaut respektive gibt es Faktoren, die den Abbau verhindern/bremsen?

- Wie lange hält die Spike-Bildung an? „Nur" wie bereits belegt Wochen und Monate (statt wenige Tage), oder darüber hinaus? Bei den Vektorimpfstoffen verbleibt die Spike-DNA ohnehin im Zellkern, aber auch die mRNA scheint deutlich haltbarer zu sein und kann ggf. ebenfalls als DNA im Zellkern verbleiben. Wird das Impf-Genom im Zellkern abgelesen?

- Wird die mRNA nicht nur in DNA umgewandelt, sondern diese dann auch in unser Genom eingebaut? Falls ja – mit welchen Folgen (Stichwort Krebsrisiken, Mutationen etc.)?

Perspektive Totimpfstoffe

Angesichts der erheblichen Risiken – sowohl bezüglich der akuten Toxizität als auch möglicher Langzeitschäden – setzen viele Menschen ihre Hoffnung auf die Entwicklung von Totimpfstoffen. Diese basieren auf klassischen, seit Jahren genutzten Technologien und verheißen daher ein besseres Sicherheitsprofil mit weniger Unbekannten. Diese Hoffnung ist nicht gänzlich unberechtigt, aber doch in entscheidenden Aspekten trügerisch.

So basieren sie ebenfalls auf dem Spike-Protein (sei es als einzelnes Protein wie bei Novavax, sei es als Bestandteil der Virushülle wie bei Valneva). Wie wir in den folgenden Kapiteln sehen werden, ist das Spike-Protein hochgradig toxisch – egal ob es von unseren Zellen hergestellt oder direkt gespritzt wird. Zudem bergen Antikörper gegen das Spike-Protein enorme Risiken, da sie stark autoreaktiv sind. Grund: Das Spike-Protein besitzt leider eine enorme Ähnlichkeit zu diversen körpereigenen Strukturen. Daraus ergibt sich, dass *jede* Impfung, die zur Bildung von Anti-Spike-Antikörpern führt, auch Risiken bezüglich der Ausbildung von Autoimmunität mit sich bringt. Erste Veröffentlichungen aus den Zulassungsstudien der Totimpfstoffe deuten beispielsweise an, dass hier ähnliche neurologische Komplikation beobachtet werden, wie bei den genetischen Impfstoffen – kein gutes Zeichen. Auch finden in den Totimpfstoffen weiterhin Nanopartikel Einsatz (z.B. CPG 1018 bei Valneva) und die enthaltenen Adjuvantien sind ebenfalls nicht unbedenklich (z.B. CPG, Aluminiumsalze). Abgesehen davon kranken auch diese Zulassungsstudien an den bereits bekannten Schwachpunkten:

- Die Zahl der Studienteilnehmer war zu klein, um seltene Nebenwirkungen zu erfassen (Beispiel Phase 3 Valneva: weniger als 4.500 Teilnehmer)

- Die Studienphasen wurden ebenfalls dramatisch verkürzt und ineinandergeschoben (Teleskopierung), mittel- und langfristige Folgen der Impfung sind also erneut unbekannt.

- Auch hier wurden nur oberflächliche Bioparameter untersucht. Eine tiefergehende Analyse fand einmal mehr nicht statt (Auswirkungen auf das Immunsystem, Hormonhaushalt, Fortpflanzungsorgane, Knochenmark, Erbgut, Krebsrisiken etc.).

- Es wurden teilweise keine echten Placebos eingesetzt, Beispiel Valneva: Als „Placebo" diente die Corona-Impfung von AstraZeneca! Damit ist es unmöglich, das tatsächliche Sicherheitsprofil des Wirkstoffs zu beschreiben, da gegen eine toxische Substanz getestet wurde.

- Es wurden erneut vorwiegend gesunde Probanden mittleren Alters untersucht. Es lassen sich daher keinerlei Aussagen zur Verträglichkeit bei Jüngeren (unter 30), Älteren (über 60) sowie Menschen mit Vorerkrankungen machen. Ebenfalls außen vor: Personen mit bereits bestehender Immunität. Die Studie bildet damit eine Minderheit der Bevölkerung ab, und zwar eine, die mit am wenigsten Schutz durch eine Impfung benötigt. Die eigentlichen Zielgruppen wurden nicht getestet, weder in punkto Verträglichkeit noch in puncto Effektivität.

- Ein weiteres Problem, das zuvor bereits bei den Zulassungsstudien von Moderna, Pfizer, AstraZeneca und Jansen auftrat, besteht darin, dass während der Studie schwere und tödliche Corona-Verläufe extrem selten waren (im Extremfall: Null). Und zwar sowohl in der Impf- als auch in der Kontrollgruppe. So selten, dass signifikante Aussagen zum Schutz vor diesen Verläufen gar nicht getroffen werden können. Wie will man den Schutz vor etwas messen, das im Rahmen der Studie nicht auftrat?

Vereinfacht gesagt lautet das vorläufige Fazit der Zulassungsstudien: Die Impfung bietet einen relativen Schutz vor leichten Corona-Erkrankungen bei gesunden Personen mittleren Alters, mittel- und langfristige Nebenwirkungen sind unbekannt, da nicht untersucht. Das ist dann doch ein sehr überschaubarer Nutzen, der hier mit potenziell erheblichen und – und abermals – unbekannten Risiken erkauft wird.

Es ist meiner Meinung nach sehr schwierig, eine Impfung gegen Corona-Viren zu entwickeln, die sowohl effektiv als auch sicher ist. Eine zukünftige Impfung müsste folgende Eigenschaften vereinen:

- kein toxisches Spike-Protein in der Blutbahn,
- kein Spike-tragendes Virus in der Blutbahn,

- keine Spike-Produktion durch unsere Zellen,
- Antigene (Zielstrukturen für das Immunsystem), die nicht auf dem Spike-Protein basieren (z.B. E, N oder ORF1),
- Erzeugung einer T-Zell-Immunität,
- Erzeugung von spezifischen IgA-Antikörpern und
- Vermeidung einer IgG-lastigen Immunität.

Ich sehe hier momentan nur zwei mögliche Vorgehensweisen, die zumindest theoretisch erfolgversprechend sind. Eine Variante wäre der Einsatz einer **Sprühimpfung**, bei der das Impfantigen nicht in den Körper (und damit in die Blutbahn) gespritzt wird, sondern auf der Schleimhaut des Nasenrachenraums landet. Dadurch ließen sich die akuten toxischen Effekte umgehen, das Risiko für Autoimmunreaktionen senken und eine Immunität erzielen, die auf T-Zellen und IgA statt IgG basiert. Diese Immunität würde wahrscheinlich auch vor Infektion schützen und wäre weiteren Virusmutationen durchaus gewachsen. Es gibt bereits Entwicklungen in diese Richtung, die vorläufigen Erkenntnisse sind ermutigend.[42] Es ist aber nicht zu erwarten, dass ein entsprechender Impfstoff vor Mitte 2022 zur Verfügung stehen wird.

Die andere Variante wäre ein Impfstoff, der explizit nur auf die T-Zellen zielt, und die Bildung von Antikörpern komplett vermeidet. Ein solches T-Zellen-Vakzin wird momentan in Tübingen entwickelt[43]. Ob und wie schnell es verfügbar sein wird, ist momentan noch nicht absehbar.

Verwendet wird eine Vielzahl von Epitopen (Oberflächenmerkmalen) von SARS-CoV2, aber nicht das komplette Spike-Protein. Dadurch kann eine sehr robuste, breit aufgestellte und effektive Immunität erzeugt werden, die mit hoher Wahrscheinlichkeit auch mit kommenden Mutationen kein Problem haben wird.

TEIL II: IMPFSCHÄDEN

4. DAS SPIKE-PROTEIN: EIN TOXISCHES EIWEIß

Abbildung 29: Das Spike-Protein ist mehr als ein Erkennungsmerkmal
Bildquelle: shutterstock.com/HermansyahPutra

Sich bei der Impfstoffentwicklung auf das Spike-Protein zu fokussieren ist einerseits schlüssig – es ist nun einmal ein typisches Merkmal von SARS-CoV2 und bietet sich daher rein technisch an. Aber: Diese Ausrichtung bringt gleich mehrere gravierende Probleme mit sich, von denen wir einige in diesem Kapitel kennenlernen werden.

Unglücklicherweise ist das Spike-Protein nicht nur ein Erkennungsmerkmal, sondern gleichzeitig ein hochgradig toxisches Protein. Zudem besitzen Antikörper, die sich gegen das Spike-Protein richten, und deren Produktion ja das Ziel dieser Impfungen ist, erhebliche Autoreaktivität – greifen also nicht nur SARS-CoV2 an, sondern auch körpereigene Strukturen. Wir haben also ein doppeltes Problem: die toxische Wirkung plus Autoimmunität. Insofern ist das Spike-Protein eine maximal unglückliche Wahl. Wir werden die Autoreaktion der Spike-

Antikörper und die daraus resultierenden Schäden im Kapitel „Autoimmunität & Silent inflammation" genauer beleuchten, hier soll es zunächst um die akute Giftigkeit des Proteins selbst gehen. Diese ist deshalb so wichtig, weil die Impfungen unsere Zellen zwingen, das Spike-Protein in großer Menge herzustellen.

Einbau des Spike-Proteins in die Zellmembran

Hinsichtlich der Entwicklung eines klassischen Impfstoffs, mit dem Ziel, das Immunsystem zur Produktion von Antikörpern gegen das Spike-Protein von SARS-CoV2 zu veranlassen, würde folgendermaßen vorzugehen sein:

1. Herstellung des reinen Spike-Proteins im Labor,
2. Mischung des Spike-Proteins mit einem Adjuvans zur Verstärkung der Immunantwort (in der Regel ein Aluminiumsalz) und
3. Injektion des Protein-Adjuvans-Gemisches mit dessen anschließender Verteilung in Blut und Lymphe, aber *außerhalb* unserer Zellen.

Daraufhin würden spezielle Fresszellen des Immunsystems (Makrophagen, Dendritische Zellen) das geimpfte Protein aufnehmen und weiterverarbeiten. Auf Basis der so gewonnen Informationen bilden sich zeitversetzt spezialisierte Lymphozyten (T-Helferzellen, T-Killerzellen und Plasmazellen), die dann zukünftig SARS-CoV2 erkennen und zügig eliminieren können. Entscheidend ist dabei der Aspekt, dass in diesen Ablauf nur Abwehrzellen eingebunden sind – keine anderen gesunden Körperzellen. Tatsächlich wurde ein solcher Impfstoff bereits entwickelt, getestet und eingesetzt. Es handelt sich um den sogenannten Stöcker-Impfstoff oder Lübecker Impfstoff. Entwickelt wurde LubecaVax vom deutschen Mediziner Dr. Winfried Stöcker, der ihn mittlerweile an über 700 Menschen verabreichte und bei mehr als 90 % eine effektive

Antikörperbildung beobachtete. Die Herstellung ist dabei extrem simpel und günstig, zudem stellte er Rezeptur und Anleitung kostenfrei zur Verfügung. Der Haken: Die Eigenherstellung durchlief weder klassische klinischen Studien (Phase I-III) noch wurde ein reguläres Zulassungsverfahren beantragt. Entsprechend ist der Impfstoff weder offiziell anerkannt noch kommerziell verfügbar. Interessierte Ärzte können ihn aber bei Stöckers Labor bestellen und auf eigene Verantwortung verabreichen. Im Impfpass besitzt er keine Gültigkeit. Abgesehen von diesen Problemen muss aber beachtet werden, dass dieser Impfstoff zwar eine geringere akute Toxizität besitzt als die Genimpfstoffe – aber dennoch auf dem gleichen toxischen Protein basiert und damit ähnliche Schadeffekte auslösen kann, speziell im Bereich Autoimmunität. Eine sichere Alternative ist er daher nicht.

Wie bereits im Kapitel „Gen-basierte Impfstoffe" geschildert, führen die Genimpfungen zunächst zur Produktion von Spike-Proteinen in allen gesunden Zellen, in die Nanopartikel oder Vektorviren eingedrungen sind. Diese bauen im Anschluss das Spike-Protein in ihre Zellmembran ein. Aus Sicht des Immunsystems verwandeln sich die eigentlich gesunden Zellen dadurch in Virus-infizierte Zellen und damit in einen Feind. Da das Immunsystem zu diesem Zeitpunkt den Gegner (d.h. das Spike-Protein von SARS-CoV2) noch nicht kennt, werden nur Zellen des angeborenen Immunsystems aktiviert – Lymphozyten und damit T-Killerzellen sowie Antikörper sind hier nicht involviert. Dadurch beschränkt sich die Immunreaktion zunächst auf Granulozyten, Natürliche Killerzellen,

Makrophagen und Dendritische Zellen – also größtenteils Fresszellen. Diese attackieren nun die Spike-Protein-tragenden Zellen, zerstören sie und fressen im Anschluss die Trümmer. Aus der Analyse dieser Trümmer wird dann die Information über das Spike-Protein gewonnen, was wiederum die Grundlage für die letztliche Immunitätsbildung darstellt. Wird nun nach einer bestimmten Zeit die zweite Impfung verabreicht, findet eine wesentlich fulminantere Immunreaktion gegen die eigenen Spike-positiven Zellen statt, da nun das spezifische Immunsystem und damit T-Killerzellen sowie Antikörper mit beteiligt sind. Entsprechend fallen die Kollateralschäden beim zweiten „Piecks" deutlich heftiger aus – und mit ihnen die Nebenwirkungen. Wir müssen uns an dieser Stelle erinnern, dass sich die Genimpfstoffe überall im Körper verteilen und in *alle* Zellen eindringen können. Folglich kann es in allen möglichen Organen und Geweben zur Zerstörung von Zellen durch das eigene Immunsystem kommen. Welche das im Einzelfall sind, ist eine Art Lotteriespiel, weswegen die Liste möglicher Nebenwirkungen extrem lang ist und die Beschwerden im Einzelfall sehr unterschiedlich sind. Gleiches gilt für die Reparatur der Schäden: Während manche Gewebe hervorragend regenerieren, gilt in anderen „Was weg ist, ist weg". Letzteres trifft insbesondere auf Herzmuskelzellen und Nervenzellen zu. Einige der wichtigsten und häufigsten Schadeffekte wollen wir in den kommenden Abschnitten etwas genauer betrachten.

Immunogenität	Klassische Impfstoffe	Genimpfstoffe
Auftreten des Spike-Proteins	außerhalb der Zellen	innerhalb gesunder Zellen
Aufnahme durch das Immunsystem	in Blut und Lymphe	Abtöten gesunder Zellen
Gewebeschäden	nein	ja
Autoreaktive Entzündungsprozesse	nein	ja

Abbildung 30: Unterschiedliche Immunogenität klassischer und genbasierter Impfstoffe

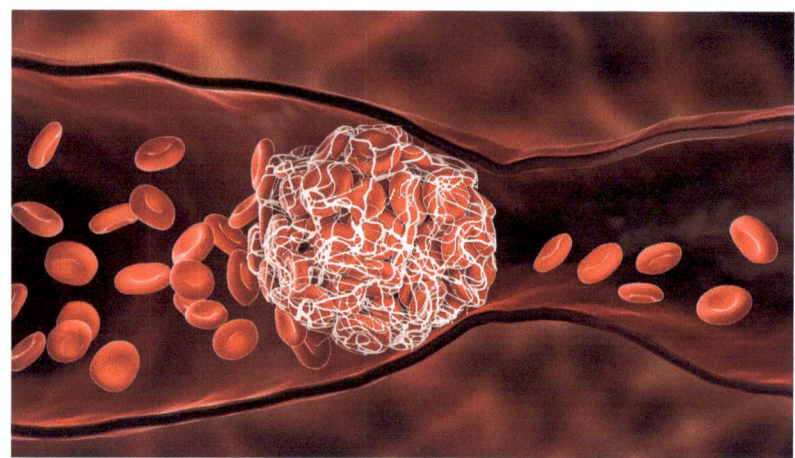

Abbildung 31: Gerinnselbildung ist ein häufiges Phänomen nach Impfung
Bildquelle: shutterstock.com/Mattphotography

Nach der Injektion in den Muskel (meist Oberarm) verteilt sich der Impfstoff vor Ort. Ein Teil wird in die lokalen Muskelzellen eindringen, ein Teil über Blut und Lymphe abtransportiert werden. Letzteres besitzt ein enormes Schadpotential. Da auch die Lymphe letztlich in den Blutkreislauf mündet, sind die Blutgefäße und das Herz – nach dem Muskelgewebe – die ersten Gewebe, in denen sich der Impfstoff anreichert – mit unterschiedlichen Effekten.

Beginnen wir mit den Blutgefäßen. Diese bestehen aus einem mehrschichtigen Aufbau, von innen nach außen: (1) Gefäßinnenhaut (Endothel), (2) Muskelschicht und (3) Bindegewebe. Die Endothelzellen bekommen am meisten ab und beginnen sofort damit, Spike-Proteine zu bilden und in ihre Membran einzubauen. Dies wird umgehend von patrouillierenden Abwehrzellen bemerkt, die nun die Spike-tragenden Endothelzellen zerstören. Als Folge bildet sich vor Ort eine Entzündung aus, die nun Blutplättchen (Thrombozyten) anlockt. Deren Aufgabe ist es, die Schadstelle in der Gefäßwand zuzudecken und Reparaturprozesse einzuleiten. Je nach Ausmaß des Defekts kommt es jedoch zu einer Verklebung einer Vielzahl von Thrombozyten, es bildet sich ein Pfropf und damit ein Thrombus (Gerinnsel). Als wäre das nicht schon schlimm genug, kann es zusätzlich passieren, dass der Thrombus nicht vor Ort bleibt, sondern mit dem Blutstrom fortgeschwemmt wird. Gelangt er dabei ins arterielle System und passiert im weiteren Verlauf eine Engstelle, kann er dort steckenbleiben – jetzt haben wir es mit einer Embolie zu tun. Am häufigsten von Embolien betroffen sind Herz (dann kommt es zum Herzinfarkt), Lungen (Lungenembolie) und Gehirn (Schlaganfall). Der gesamte Vorgang benötigt nicht viel Zeit, wir sprechen hier nicht von Wochen, sondern von Stunden und Tagen. Deswegen ist es unbedingt erforderlich, dieses Risiko bereits im Vorfeld der Impfung zu minimieren. Erst Tage nach der Impfung mit der Prophylaxe zu beginnen, kann deutlich zu spät sein. Wie kann diese Prophylaxe aussehen?

Prophylaxe vor Thrombose und Embolie

Wirkstoff	Dosis	Dauer
ASS (Aspirin)	100 mg/Tag	2 Tage vor bis > 2 Wochen nach Impfung
Plavix (bei ASS-Unverträglichkeit)	75 mg/Tag	
Eliquis (bei Risikopatienten)	2x2,5 mg/d	Individuell, abhängig vom D-Dimer

Abbildung 32: Präventionsmaßnahmen Thrombose und Embolie

Welcher der drei genannten Wirkstoffe (bzw. welche Kombination) im Einzelfall die beste Wahl ist, sollte vom begleitenden Arzt entschieden werden. ASS wird für die meisten am sinnvollsten sein, da es unkompliziert erhältlich und einfach einzunehmen ist. Personen mit empfindlichem Magen oder Gastritis werden aber mit Plavix besser fahren. Bestehen bereits relevante Risiken (z.B. durch Vorerkrankungen wie Vorhofflimmern, Diabetes, Adipositas, etc.) oder kam es schon in der Vergangenheit zu Gerinnseln, sollte das deutlich potentere Heparin eingesetzt werden. Dies erfolgt dann nur auf ärztliche Anordnung und durch subkutane Injektionen (Bauchhautfalte). Diese Wirkstoffe erst auf Bedarf einzusetzen ist eine grundsätzlich schlechte Idee. Wie erwähnt kann die Gerinnselbildung bereits Stunden nach der Impfung einsetzen. Und auf die Symptomatik ist wenig Verlass:

- Schlaganfälle, Herzinfarkte und Lungenembolien *können* aber *müssen* keine akuten Symptome verursachen. Man spricht dann von stummen Infarkten. Lungenembolien und Schlaganfälle lassen sich nur bildgebend nachweisen, bei Herzinfarkten gibt es neben dem EKG noch labortechnische Möglichkeiten (LDH, Troponin, CK-MB).

- Bilden sich kleinste Gerinnsel, können Mikrothromben entstehen. Diese führen nicht zu fulminanten Organinfarkten und verursachen keinerlei Symptome. Unbemerkt legen sie kleinste Gefäße lahm und führen so zu einer anhaltenden Unterversorgung des umgebenden Gewebes, das letztlich absterben kann. Vor allem im Nervensystem ist dies ein kritischer Vorgang, der irreversible neurologische Ausfälle nach sich ziehen kann.

Anhand einfacher Routinemarker im Blut ist erkennbar, ob eine Gerinnselbildung stattfindet. Diese Marker sollten idealerweise vor der Impfung, am Folgetag und dann wöchentlich wiederholt werden. So kann dieses Problem mit Sicherheit ausgeschlossen bzw. frühzeitigst darauf aufmerksam gemacht und die Gegenmaßnahmen verstärkt werden:

Marker für Thrombose und Embolie

Marker für Thrombose und Embolie
D-Dimer (erhöht)
Thrombozyten (vermindert)
Fibrinogen (vermindert)

Abbildung 33: Marker für Gerinnselbildung
Am wichtigsten ist die Messung des D-Dimers

Unweigerlich in den Blutkreislauf eingebunden ist auch das Herz, weswegen es ebenfalls zu den akut und primär gefährdeten Organen zählt. Der Ablauf ist grundsätzlich der gleiche: (1) Aufnahme des Impfstoffs, (2) Einbau des Spike-Proteins in die Zellwand, (3) Elimination der Herzmuskelzelle durch das Immunsystem. Die daraus resultierende Entzündung wird als Myokarditis bezeichnet. Die Dinge stehen hier aber deutlich schlechter als in den Gefäßen. Während das Endothel gut und schnell erneuert werden kann, sind Schäden am Herzmuskel absolut irreparabel und führen zu einer lebenslangen Schwächung dieses Organs. Wie offizielle Stellen hier von „leichten Myokarditis-Fällen" und „schneller Erholung" sprechen können, ist beeindruckend, vor allem wenn es junge Menschen betrifft. Was eigentlich gesagt wird ist: „Bei den Betroffenen sterben nur kleine Teile des Herzens ab, nichts Besorgniserregendes". Darüber kann man nun geteilter Meinung sein. Es ist in der Medizin unstrittig, das entzündliche Schäden am Herzen (Myokarditis), egal in welchem Schweregrad, das Risiko für weitere Herzerkrankungen signifikant erhöhen. Zu diesen zählen neben Herzinfarkten auch die Herzschwäche (Herzinsuffizienz und Kardiomyopathie).

Tragischerweise sind von dieser Komplikation primär junge Menschen betroffen – also genau jene, die eigentlich keinen Impfschutz benötigten. Ihr Erkrankungsrisiko ist verschwindend gering und im Falle einer Infektion käme es in fast allen Fällen zu nicht mehr als leichten Erkältungssymptomen. Deren Vermeidung wird nun mit einer irreversiblen, lebenslangen Herzschädigung erkauft. Weil dies ein indiskutables Risiko-Nutzen-Verhältnis ist, haben zahlreiche Länder (u.a. Taiwan, Finnland, Schweden, Norwegen, Dänemark, Hongkong, Großbritannien) die RNA-Impfung von Kindern, Jugendlichen und jungen Erwachsenen ausgesetzt, bzw. eingeschränkt – während hierzulande die Medien diese Entwicklung verschweigen und Politiker die Impfung von 5-Jährigen fordern. Das PEI berichtet in seinem ersten Sicherheitsbericht nach Empfehlung der Impfung für 12-17-jährige von einer Verzehnfachung der Myokarditis-Häufigkeit bei den geimpften Kindern, kann aber, Überraschung, wieder einmal kein Warnsignal erkennen.[44] Anders als bei Thrombosen gibt es bezüglich einer Myokarditis leider keine spezifische Prophylaxe. Symptome, die auf ein Vorliegen hindeuten sind u.a.

Myokarditis erkennen

Symptome	Müdigkeit
	Abgeschlagenheit
	Gliederschmerzen
	Engegefühl in der Brust
	Herzrhythmusstörungen (Stolpern, Herzrasen)
	Atemnot
	Wassereinlagerungen (v.a. an den Beinen)
Laborwerte	**CK**
	CK-MB
	Troponin
	NT-proBNP
	CRP
	BSG
Untersuchungen	**Auskultation**
	EKG
	Herzecho
	Kernspin (MRT)

Abbildung 34: Beschwerden und Untersuchungen bei Myokarditis

Eine tatsächliche Therapie steht für Myokarditis nicht zur Verfügung. Um aber eine Verschlechterung und damit zusätzliche Schäden am Herzen zu vermeiden, müssen Anstrengungen (hierzu zählen v.a. Sport und schwere körperliche Arbeit) für längere Zeit (mehrere Monate) vermieden werden. In schweren Fällen werden Herz-entlastende Medikamente verabreicht, u.a. Betablocker, ACE-Hemmer und leichte Diuretika.

HERZINFARKT

Wir haben bereits jetzt eine Zunahme von 25 % bei den Herzkreislaufnotfällen (vgl. „Die offiziellen Zahlen: Desaster mit Ansage"). Während sich unsere Aufsichtsbehörden, Politiker und Medien verzweifelt bemühen, diesen Umstand zu ignorieren, wird andernorts den Dingen auf den Grund gegangen. In Kalifornien bemerkten Mediziner eines Spezialinstituts für Herz- und Lungenerkrankungen mit Beginn der Impfkampagne bei den von ihnen betreuten Menschen erhebliche Veränderungen: Marker für Endothelitis und Herzinfarktgefährdung schossen stark nach oben, das Risiko der Betroffenen, einen Herzinfarkt zu erleiden, verdoppelte sich.[45] Gemessen wurden u.a. Interleukin-16, sFas und HGF – die jeweils um etwa 100 % anstiegen. Dieser Effekt war dabei nicht nur akut nach der Impfung zu beobachten, sondern hielt an (bislang umfasst der Beobachtungszeitraum ein Quartal). Wir werden im Ergebnis also mit mehr Herzinfarkten rechnen müssen. In den Sicherheitsberichten von PEI und RKI wird man vergeblich danach suchen, aber die Abrechnungsdaten der Krankenkassen werden einen deutlichen Anstieg der entsprechenden Gebührenziffern für 2021 zeigen.

ANHALTENDE MIKROTHROMBEN-BILDUNG

Die akute Gerinnselbildung ist mittlerweile eine anerkannte Nebenwirkung der Impfung, über die auch in den Medien zeitweise berichtet wurde. Allerdings vor allem im Kontext der AstraZeneca-Impfung, weniger bis gar nicht rund um die mRNA-Impfstoffe von Pfizer und Moderna. Mittlerweile zeichnet sich aber ab, das die Gerinnselbildung *alle* Corona-Impfstoffe betrifft – auch die mRNA-Vakzine. Zudem tritt die sie nicht nur als akute Komplikation der Impfung auf, sondern auch in chronischer Form. Letztere zeichnet sich nicht durch klassische Gerinnsel-Phänomene wie Schlaganfall oder Lungenembolie aus, sondern durch die anhaltende Bildung kleinster Gerinnsel, sogenannter Mikrothromben. Diese sind um einige Größenordnungen kleiner als ihre klassischen Vettern und sie unterscheiden sich in ihrer Bildung sowie in ihrem Abbau erheblich von diesen. Diese Mikrothromben führen nicht zu akuten Organinfarkten (Herzinfarkt, Lungenembolie, Schlaganfall, etc.), sie sind zu klein, um hier größere Versorgungsgefäße und damit ganze Organe lahmzulegen. Sie sind auch zu klein, um sie bildgebend entdecken zu können (Ultraschall, CT, MRT). Aber sie blockieren die Endstrombahnen. Dabei handelt es sich um die letzten, kleinsten Verästelungen der Gefäße (Kapillaren), in denen der tatsächliche Stoffaustausch mit dem Gewebe stattfindet: Nährstoffe und

Sauerstoff verlassen die Kapillaren, Abfälle und CO_2 werden aus dem Gewebe aufgenommen. Mit ihren wenigen Mikrometern (Millionstel Meter) Durchmesser bilden die Kapillaren eine gigantische Oberfläche – allein die Kapillaren der Lunge ergeben 300 m² Fläche, um den Stoffaustausch zu gewährleisten.

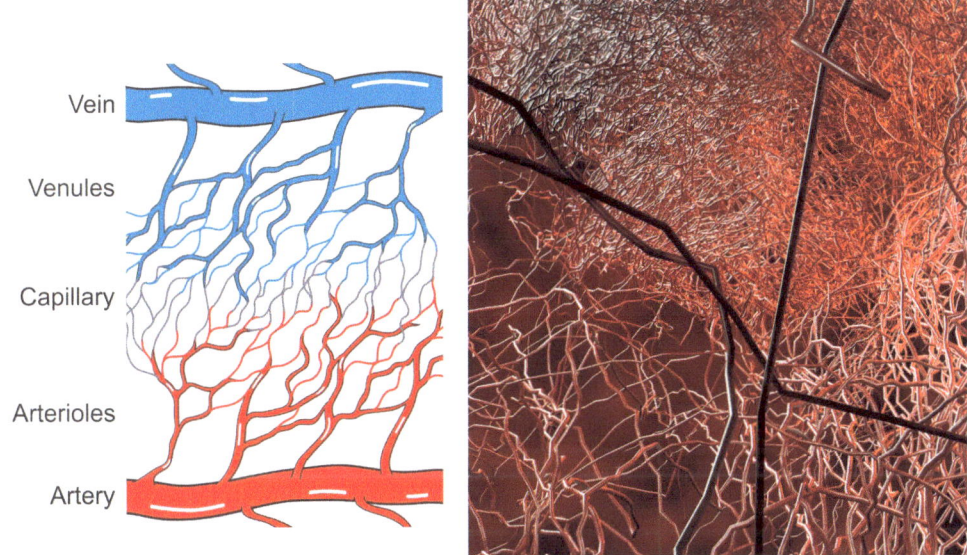

Abbildung 35: Kapillaren verbinden die arterielle mit der venösen Strombahn und leisten den Stoffaustausch mit dem Gewebe; Schematisch (links) und Kapillarnetz im Gehirn (rechts)
Quelle: shutterstock.com/hareluya und shutterstock.com/Soleil Nordic

Wird diese Mikrozirkulation durch Gerinnsel behindert, kommt es zur Unterversorgung des umgebenden Gewebes mit Energiemangel und Stoffwechselabfälle sowie Schadstoffe reichern sich in diesem an. Folge: Die Funktionsfähigkeit des betroffenen Gewebes nimmt rapide ab. Die daraus entstehenden Beschwerden unterscheiden sich, je nachdem welcher

Gewebetyp an welcher Stelle des Körpers betroffen ist. Typische Assoziationen sind beispielsweise:

- Gehirn: Brain Fog, Tinnitus, Schwindel
- Muskel: Muskelschwäche, Muskelschmerzen, Steifigkeit, Reflexstörungen
- Periphere Nerven: Sensibilitätsstörungen (reduziertes Empfindungsvermögen, Fehlempfindungen wie Kribbeln und Ameisenlaufen), Schmerzen im Nervenverlauf (Neuralgien), Lähmungserscheinungen

Die Liste ließe sich noch länger fortsetzen. Damit entsteht ein völlig heterogenes, uneinheitliches, unregelmäßiges und hochindividuelles Beschwerdebild. Betroffene berichten, dass sich Symptome immer wieder verändern – sowohl bezüglich ihrer Qualität als auch ihrer Lokalisation. Das macht es sowohl den Betroffenen als auch deren behandelnden Ärzten extrem schwer bis unmöglich, die Dinge korrekt zuzuordnen. Diagnostisch kommt hier wieder einmal ein Teufelskreis in Gang. Mediziner werden sich häufig weigern, die Impfung überhaupt als mögliche Ursache in Betracht zu ziehen. Selbst wenn Abklärungsmaßnahmen eingeleitet werden, sind es wahrscheinlich die falschen, da sie nicht auf den Nachweis von Mikrogerinnseln ausgerichtet sind. Facharzt für Facharzt wird zum Ergebnis kommen hier sei alles in Ordnung. Am Ende steht dann vielfach eine psychosomatische Diagnose (was zu Deutsch bedeutet, der Patient bildet sich seine Symptome nur ein). Ein weiterer Umstand kommt erschwerend hinzu: Während sich klassische Gerinnsel mittels Labordiagnostik recht gut nachweisen lassen (vgl. Abbildung 33, S. 96), trifft dies auf diese Mikrogerinnsel nicht unbedingt zu.

Woran liegt das? Wenig überraschend wieder einmal am Spike-Protein. Normalerweise entstehen Gerinnsel nur, wenn Blutplättchen als Reaktion auf eine Gefäßverletzung oder massive Verwirbelungen im Blutstrom miteinander verkleben. Plättchenaktivierung und den Abbau der Plättchengerinnsel kann man mit klassischen Gerinnungsmarkern messen (v.a. mittels D-Dimer). Das Spike-Protein kann die Bildung solcher „klassischer" Gerinnsel auslösen, sowohl durch Aktivierung der Blutplättchen[46] als auch der Gerinnungskaskade.[47] Sein gerinnungsfördernder Effekt ist dabei stärker als der einer Gefäßverletzung (vgl. Abbildung 38, S. 106). Es kann aber noch mehr. Durch Bindung an gerinnungshemmende Eiweiße im Blut (Heparin/Heparansulfat) schaltet das Spike diese aus. Folge: Eine enthemmte Gerinnung mit Mikrothrombenbildung[48]. Alle drei Varianten sind aber mittels Messung des D-Dimers noch nachweisbar. Es kommt jedoch noch schlimmer. „Normale" Gerinnsel bestehen im Wesentlichen aus drei Komponenten: (1) Aktivierten Blutplättchen, (2) Roten Blutkörperchen und dem (3) Kleber, der alles zusammenhält – Fibrin. Dieses Klebereiweiß kann durch Kontakt mit Spike-Proteinen erheblich verändert werden, sowohl in Form als auch Funktion.[46] Das entstehende missgebildete Eiweiß wird in der Medizin als Amyloid bezeichnet. Amyloide sind dabei kein neues Phänomen, wir kennen sie beispielsweise bei der Alzheimer-Erkrankung, die durch die Amyloidablagerungen im Gehirn gekennzeichnet ist.

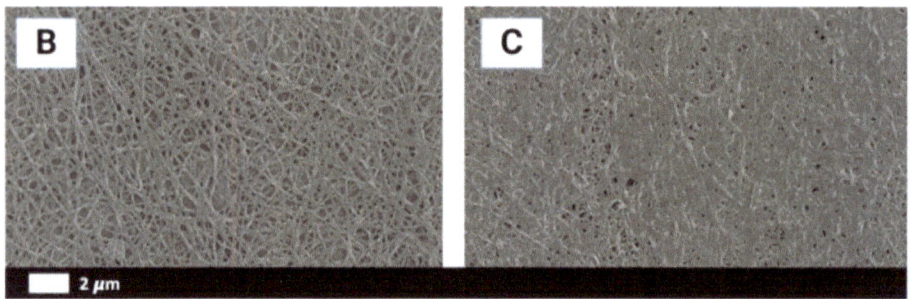

Abbildung 36: Normales Fibrin-Netz (links) und Fibrin-Amyloide (rechts)
Quelle: Laubscher et al 2021[49]

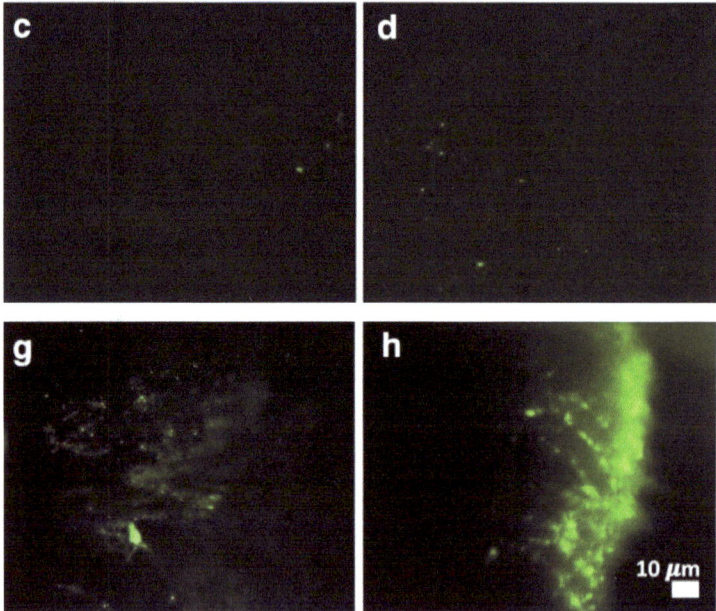

Abbildung 37: Fluoreszenzmikroskopie von Blutplasma (Grünfärbung zeigt Amyloide an)
bei Gesunden (obere Reihe) und nach Kontakt mit Spike-Protein (untere Reihe)[46]

Die Fibrin-Amyloide, die hier entstehen sind in mehrfacher Hinsicht hochproblematisch. Zum einen können sie Gerinnsel bilden – ohne Beteiligung der Blutplättchen. Diese atypischen Mikrothromben bestehen ausschließlich aus Fibrin-Amyloiden und Roten Blutkörperchen. Zum anderen ist dieses abartige Fibrin äußerst abbauresistent. Normalerweise werden Blutgerinnsel von unserem Organismus durch spezielle Enzyme zerkleinert und abgebaut, wobei dann das berühmte D-Dimer entsteht. Es ist nichts anderes als kleingeschnittenes Fibrin. Die Amyloidgerinnsel können von unseren Enzymen aber nur sehr schlecht abgebaut werden. Die Konsequenzen sind fatal. Entstandene Durchblutungsstörungen sind viel hartnäckiger als gewöhnlich. Da zudem kein D-Dimer anfällt, ist diese Art Mikrogerinnsel im Labor vielfach unsichtbar. Man kann sie theoretisch mittels einer sehr speziellen mikroskopischen Untersuchung (TEG, Thromboelastographie) sichtbar machen. Aber: Dieses Verfahren steht in den meisten Praxen und Krankenhäusern nicht zur Verfügung. Und selbst wenn – welcher Mediziner käme auf die Idee, dieses Verfahren hier einzusetzen? Fassen wir das Ganze an dieser Stelle einmal kurz zusammen:

1. Das Spike-Protein fördert die Bildung typischer und atypischer Mikrogerinnsel,
2. gleichzeitig schädigt es die Gerinnungshemmung und stimuliert damit indirekt die Gerinnselbildung.
3. Die Mikrogerinnsel, die durch das Spike entstehen, können wesentlich schlechter abgebaut werden

4. Zudem sind die atypischen Mikrogerinnsel im herkömmlichen Labor nicht nachweisbar.

In vielen Fällen haben Menschen, die an Post-Vakzin-Syndrom leiden, eine äußerst dramatische Gerinnungsstörung, die fortlaufend verschiedenste Organe und Gewebe schädigt – ohne dass dies für die Ärzte im Labor oder bildgebend erkennbar wäre. Wie wir im weiteren Verlauf sehen werden, wird die Gerinnselbildung noch durch weitere Faktoren angeregt (vgl. Chronische Endothel-Entzündung, S. 207), die ebenfalls in die diagnostische Analyse und ggf. in die Therapie miteinbezogen werden müssen. Was können wir aber bereits an dieser Stelle tun, um dieser ernsten Situation zu begegnen und das Voranschreiten von Schäden zu verhindern?

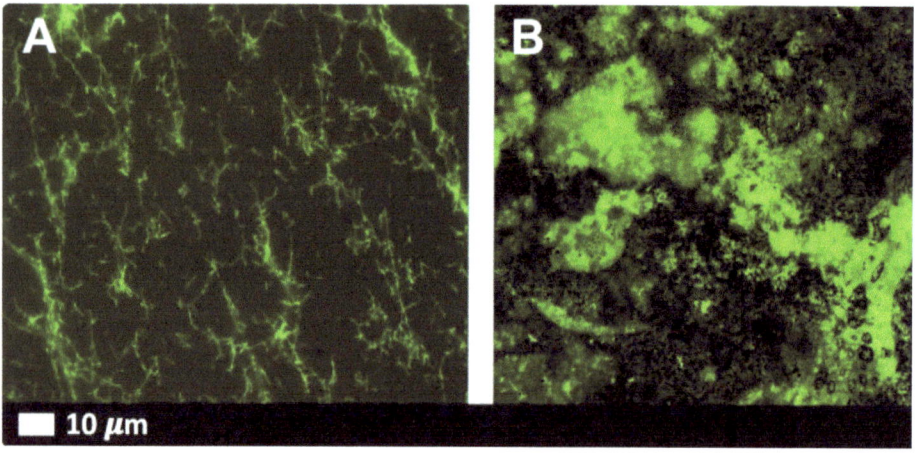

Abbildung 38: Fibrin-Gerinnsel (Grünfärbung) bei normaler Aktivierung (links) und nach Kontakt mit Spike-Protein[46]

Zunächst einmal müssen die Gerinnungswerte im Labor gemessen werden (vgl. Abbildung 33, S. 96). Sind sie unauffällig, schließt dies nichts aus –

aber sind sie auffällig hätten wir umgehend eine Handlungsgrundlage und könnten entsprechend intervenieren (vgl. Abbildung 32, S. 94). Sind die Werte unauffällig, stehen zwei Optionen zur Verfügung. Man könnte (1) die Fluoreszenzmikroskopie (TEG) durchführen lassen und so abschließende Klarheit erhalten. Problem: Das ist eine spezielle Ressource, an die man erst einmal kommen muss. (2) Alternative: die versuchsweise Einnahme von Nattokinase. Dabei handelt es sich um ein pflanzliches Enzym, das in der Lage ist, die Mikrogerinnsel aufzulösen und abzubauen. Wenn die Einnahme dieses Wirkstoffs zu einer Verbesserung von Beschwerden führt – voilà, dann haben wir Mikrogerinnsel im praktischen Versuch bewiesen und können nun die bereits erwähnten gerinnungshemmenden Maßnahmen dazu nehmen. So kann der Bildung neuer Mikrogerinnsel vorgebeugt und bestehende schneller abgebaut werden. Die Nattokinase muss relativ hochdosiert genommen werden, für einen Erwachsenen sollten 2x200 mg/Tag angesetzt werden[50]. Dabei ist zu beachten, dass Nattokinase einen gerinnungshemmenden Effekt besitzt. Blutungen (Verletzung, Regelblutung, etc.) werden unter Einnahme heftiger und länger ausfallen. Im Zweifelsfall sollte hier immer Rücksprache mit einem Therapeuten gehalten werden, der dann die Gerinnungsfunktion labortechnisch überwachen kann. Stellt sich noch die Frage, wie lange diese Maßnahmen durchgeführt werden sollten. Die klare Antwort: Bis sowohl das Spike als auch seine RNA aus dem Körper verschwunden sind. Ein mögliches Vorgehen wäre, in bestimmten Abständen Absetzversuche zu unternehmen. Sollten Beschwerden zurückkehren, muss die Therapie noch länger fortgesetzt werden. Ein Intervall von 4–6 Wochen hat sich hier bislang bewährt.

ACE2

Der ACE2-Rezeptor hat mittlerweile eine gewisse Berühmtheit erlangt, da er die Haupteintrittspforte für SARS-CoV2 in unsere Zellen ist. Mithilfe des Spike-Proteins dockt das Virus an die Zelle an, anschließend verschmelzen die beiden (Fusion) und der Rezeptor wird bei der Virusaufnahme zerstört. Das bei der Impfung produzierte Spike-Protein kann, ebenso wie das natürlicherweise auf dem Virus vorkommende, ebenfalls an diese Rezeptoren andocken und sie zerstören.

Was uns zu einer dringenden Frage bringt: Wozu dienen diese Rezeptoren und wie wirkt sich ihr Verlust aus? Aufgabe des ACE2-Proteins ist u.a. die Blutdruckregulation, es übt hier einen gefäßweitenden und damit blutdrucksenkenden Effekt aus. Werden ACE2-Rezeptoren in größerer Anzahl zerstört, kann sich eine Hypertonie (Bluthochdruck) entwickeln. Dieser wiederum kann Gefäße und Organe schädigen. Besonders gefährdet sind jene, mit einer hohen Dichte an ACE2: Lungen, Nieren und Darmtrakt. Besonders im Lungenkreislauf sind Schäden kritisch, da sie zu einer starken Herzbelastung führen können (pulmonale Hypertonie). Demzufolge ist es beispielsweise bei akuter und schwerer Covid-19-Erkrankung immer wieder einmal notwendig, blutdrucksenkende Medikamente einzusetzen. Ferner reguliert ACE2 aber auch zahlreiche Prozesse innerhalb der Zelle, u.a. die Funktion der Mitochondrien. Organe mit einer sehr hohen Dichte dieses Proteins und damit am stärksten von diesem Effekt betroffen sind:

- Herz,
- Lunge,
- Nieren,
- Magen-Darm-Trakt und
- Fortpflanzungsorgane.

Neben Störungen der Durchblutungsregulation in den genannten Organen kann es daher auch zu erheblichen Funktionsstörungen der Mitochondrien kommen, in deren Folge die Energieproduktion rapide sinkt.[51] Energiemangel wiederum erhöht die generelle Anfälligkeit der Zellen und beeinträchtigt ihre Funktion. Dies ist aber nur eine von vielen Gefahren, die den Mitochondrien drohen, wie wir im folgenden Abschnitt sehen werden.

DAS SPIKE-PROTEIN: EIN TÖDLICHES MITOCHONDRIENGIFT

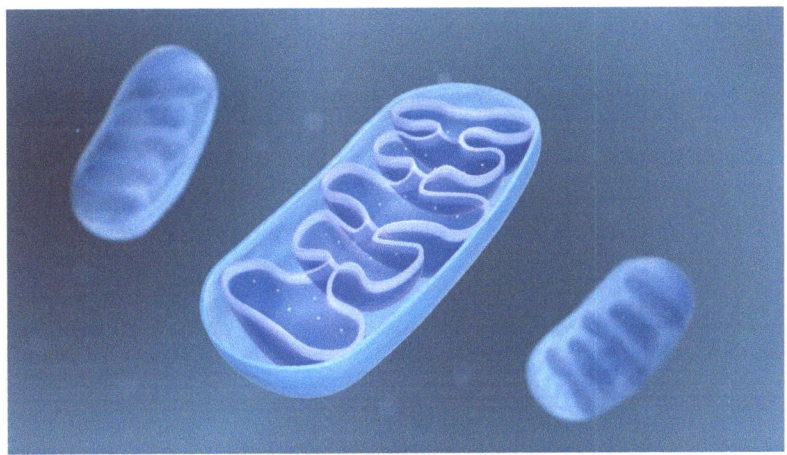

Abbildung 39: Mitochondrien sind überlebenswichtig für unsere Zellen
Bildquelle: shutterstock.com/ART-ur

Die Belege mehren sich, dass es sich bei dem Spike-Protein nicht einfach nur um eine antigene Struktur handelt, anhand derer das Immunsystem Corona-Viren erkennen kann, sondern darüber hinaus um ein hochgradig toxisches Molekül. Besonders toxisch wirkt es auf die Mitochondrien unserer Zellen. Diese sind für das Überleben und die Funktion der Zelle elementar. Drei der wichtigsten ihrer vielen Aufgaben sind:

1. Energieproduktion: Nur wenn genügend Energie vorhanden ist, kann eine Zelle (a) überleben und (b) ihre Funktionen ausüben. Energiemangel verkürzt die Lebenserwartung einer Zelle dramatisch und führt zu massiven Funktionsverlusten.

2. Genregulation: Die Mitochondrien steuern eine Vielzahl der menschlichen Gene, indem sie ihre Aktivität verändern oder sie

ganz an- und abschalten. Eine intakte Genregulation ist elementare Voraussetzung für alle weiteren Funktionen einer Zelle.

3. Apoptose: Erreichen Zellen die Grenze ihrer Lebenserwartung oder treten erhebliche Schäden an der Zelle auf, werden sie durch den programmierten Zelltod aus dem Verkehr gezogen. Gelingt dies nicht, können Zellen entstehen und überleben, die gefährliche Verhaltensabweichungen aufweisen. Im Extremfall kommt es zur Entstehung von Krebszellen.

Fast alle chronischen Erkrankungen zeichnen sich durch Mitochondriopathie aus, also einen Zustand, der durch eine unzureichende Mitochondrienfunktion gekennzeichnet ist. Die Mitochondriopathie ist Wegbereiter für eine Vielzahl von Folgeerkrankungen und beschleunigt gleichzeitig deren Fortschreiten. Werden zu viele Mitochondrien auf einmal geschädigt, löst es den Tod der Zelle aus (Apoptose), ein Effekt des Spike-Proteins, der bereits nachgewiesen wurde.[52] Bedenklich ist dabei, dass ein sehr häufiges Problem bei Impfgeschädigten Patienten Fatigue ist. Darunter versteht man eine massive Erschöpfung, die bereits bei geringster körperlicher Betätigung auftreten kann. Die Betroffenen sind nicht mehr in der Lage, auch nur einfachste alltägliche Aufgaben zu erfüllen, geschweige denn zu arbeiten, zu studieren oder Sport zu treiben. Krankheitsbilder, die eine sehr starke Fatigue kennzeichnet, sind u.a. CFS (Chronic Fatigue Syndrom), ME (Myalgische Encephalomyelitis) und MS (Multiple Sklerose). Speziell ersteres, CFS, scheint sich leider als Schwerpunkt bei

Post-Vakzin-Syndromen herauszustellen. Die Mitochondrienschädigung ist hier nicht das einzige, aber wohl eines der gravierendsten Probleme und Fatigue muss als ernster Hinweis in diese Richtung gewertet werden.

Ob und in welchem Ausmaß eine Mitochondriopathie vorliegt, kann anhand unterschiedlicher Parameter beurteilt werden, wobei vorwiegend drei Vorgehensweisen zum Einsatz kommen:

1. Direkte Messung der Stoffwechselleistung: Da Mitochondrien Energie in Form von ATP durch Verbrennung generieren, kann ihre Leistungsfähigkeit anhand entsprechender Stoffwechselwerte bestimmt werden. Hierzu zählen ATP-Produktion, Sauerstoffverbrauch, CO_2-Produktion, Membranspannung etc.

2. Indirekte Messung der Stoffwechselleistung: Zusätzlich zur Verbrennung der Mitochondrien verfügen unsere Zellen über die Fähigkeit Energie durch Zuckervergärung zu gewinnen. Dieser Prozess ist aber um Längen ineffektiver (-94 % ATP) und wird normalerweise nur dann dauerhaft bevorzugt, wenn die Mitochondrien beschädigt sind. Die Feststellung einer dauerhaft erhöhten Vergärung weist daher indirekt auf eine Mitochondriopathie hin.

3. Messung der Mitochondriendichte und der mitochondrialen Genaktivität: Eine gesunde Zelle verfügt (je nach Zellart) über hunderte bis tausende von Mitochondrien. Die aktuelle Zahl von Mitochondrien pro Zelle lässt sich ebenso bestimmen wie die

Aktivität derjenigen Gene, die Mitochondrienbildung auslösen. Eine Verminderung eines oder beider Werte belegt ebenfalls eine Mitochondriopathie.

Das klingt alles etwas kompliziert, ist aber praktisch sehr einfach. Ein darauf spezialisiertes Labor (sehr empfehlenswert: MMD in Magdeburg, siehe Anhang Labore) benötigt nur eine Blutprobe, aus der dann die Mitochondrien isoliert und auf den Prüfstand gestellt werden. Diese TÜV-Untersuchung misst dann die Motorleistung im Standgas und bei voller Beschleunigung, den Drehzahlbereich, die Bremsfunktion und schließt mit einem Abgastest ab. Ein derartiges Untersuchungsprofil nennt sich BHI (Bioenergetic Health Index, dt.: Bioenergetischer Gesundheitsindex). Bitte beachten sie, dass (a) nur spezielle Labore in der Lage sind diese Untersuchung vorzunehmen und (b) die Interpretation von einem Therapeuten vorgenommen werden sollte, der in diesem Bereich über Expertise verfügt. Selbsterklärend sind die Befunde keinesfalls. Einfacher, günstiger und, als Suchtest geeignet *ob* überhaupt ein Problem in dieser Richtung vorliegt, sind Parameter wie LDH-Isoenzyme 1–5 sowie M2PK. Man könnte also ein abgestuftes Vorgehen in Erwägung ziehen und für den Fall, dass die Suchtests positiv sind, den detaillierteren, aber auch aufwändigeren BHI in Angriff nehmen:

Abklärung einer Mitochondriopathie

Parameter	Aussage	Positiv, wenn
LDH 1-5 (Serum)	Vermehrte Gärung	LDH4 und/oder LDH5 erhöht
M2PK (Plasma)	Vermehrte Gärung	> 20
BHI (Vollblut)	Detaillierte Funktionsprüfung	Index vermindert

Abbildung 40: Abklärung auf Vorliegen einer Mitochondriopathie

Eine beeindruckende Arbeit von Yuang et al.[53] zeigt die mannigfaltige Schadwirkung des Spike-Proteins auf die Mitochondrien unserer Zellen:

- Abnahme der Zellatmung (Verbrennungsleistung) mit gleichzeitiger Abnahme der ATP-Produktion, sowohl basal (Ruhezustand) als auch bei Leistungsanforderung,

- dadurch erheblich limitierte Energieproduktion,

- Zunahme der Gärung und Laktatproduktion (Milchsäure),

- Abschaltung von Genen, die Mitochondrienbildung stimulieren; dieser Punkt ist besonders dramatisch mit Blick auf die Therapie, sowie

- Fragmentierung der Mitochondrien: Die Mitochondrien verändern ihre Form und Anordnung, in Folge werden sie wesentlich anfälliger für Schäden und ihre Lebensdauer wird erheblich verkürzt

Besonders die Deaktivierung von Genen, die zur Mitochondrienbildung benötigt werden, ist bitter, da dies die Therapie enorm verzögern kann. Man kann und sollte versuchen diese Gene anderweitig wieder zu aktivieren. Glücklicherweise stehen hier mehrere Optionen zur Verfügung:

Aktivierung der Mitochondrienbildung

Apparativ	**Medikamentös**
IHHT	Butyrat (2x500 mg/d)[54]
(Intervall-Hypoxie-Training)	Curcumin (2x100 mg/d)[36]
HBO	Resveratrol (3x500 mg/d)[37]
(hyperbarer Sauerstoff)	OPC (2x400 mg/d)[55]
Oxyvenierung	Mitochondrien-Mikronährstoffe[56] (3x3/d)
(O$_2$ intravenös)	

Abbildung 41: Aktivierung der Mitochondrienbildung,
Beispielhafte Präparate siehe jeweilige Fußnoten

Die genannten apparativen Verfahren stehen in darauf spezialisierten Praxen zur Verfügung. Die Anwendungsfrequenz wird in vielen Fällen anfangs bei 2–3 Sitzungen pro Woche liegen. Sie sind dringendst zu empfehlen, da sie den Heilungsverlauf erheblich beschleunigen können. Unbedingt und in jedem Fall sollten alle Mikronährstoffe zugeführt werden, die von den Mitochondrien benötigt werden. Es bringt nichts, ihre Gene zu aktivieren, wenn dann das Baumaterial fehlt. Hier empfehlen sich entsprechende Komplexpräparate, da sie alles Nötige in einem Produkt vereinen.

Ein letzter Punkt muss noch betont werden: Die Beziehung zwischen Corona und Mitochondrien ist wechselseitig. Einerseits löst das Spike-Protein von SARS-CoV2 Mitochondriopathien aus, andererseits begünstigen Mitochondriopathien einen schweren Corona-Verlauf. Werden die Schäden an den Mitochondrien also nicht zeitnah repariert, droht Ungemach bei erneutem Kontakt mit dem Virus. Die Impfung ist auf diesem Weg in der Lage, das Risiko einer Corona-Infektion zu erhöhen. Die häufig ebenfalls zu beobachtende, anhaltende Schwächung des Immunsystems (vgl. „Kurzfristige Schädigung des Immunsystems durch die Impfung") trägt ebenfalls zu diesem Effekt bei. Das ist keine Theorie, sondern mittlerweile Stand der Dinge und offiziell bestätigt. Auswertungen der englischen Gesundheitsbehörden weisen folgende Corona-Infektionsrisiken für Geimpfte im Vergleich zu Ungeimpften aus:

<18	18-29	39-39	40-49	50-59	60-69	70-79	>80
-90 %	-25 %	+27 %	+124 %	+103 %	+102 %	+101 %	+33 %

Abbildung 42: Änderung der Corona-Erkrankungsrisiken durch die Impfung[57]

In Deutschland sind Zahlen in dieser Qualität nicht zu bekommen. Das RKI versagt hier gänzlich darin, zuverlässige Daten bereitzustellen:

- Keine Aufschlüsselung nach Altersklassen, stattdessen grobe Einteilung in drei Altersstufen
- Von Schwerkranken (Intensiv) ist bei über 50 % der Impfstatus überhaupt nicht bekannt
- Die Fallkriterien zwischen Geimpften und Ungeimpften weichen voneinander ab – während bei Letzteren ein positiver PCR-Test genügt (auch wenn keine Symptome vorliegen oder wegen eines Knochenbruchs behandelt wird), müssen Geimpfte spezifische Symptome aufweisen.

Die gravierendste Verfälschung der Daten entsteht aber durch folgenden Umstand: Geimpfte zählen erst ab dem 14. Tag nach der zweiten Impfung als geimpft. Konsequenz: Die massive Abwehrschwäche, die durch die Impfung verursacht wird und etwa eine Woche anhält, fällt nicht in dieses Zeitfenster. *Alle* Geimpften, die also in Folge dieser Immunschädigung durch die Impfung erkranken, zählen als Ungeimpfte. Menschen, die sich impfen lassen, werden auch nicht auf dieses kritische Zeitfenster hingewiesen, man lässt sie stattdessen ins offene Messer laufen.

DIE BLUTHIRNSCHRANKE: EINES DER ERSTEN OPFER

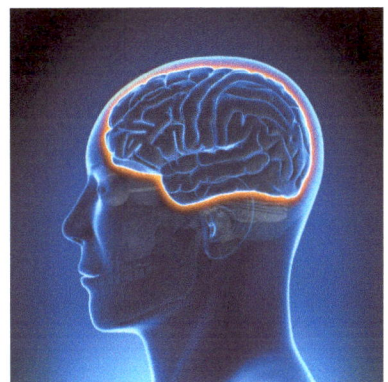

Abbildung 43: Die Blut-Hirn-Schranke
Bildquelle: shutterstock.com/decade3d-anatomy-online

Die Blut-Hirn-Schranke (BHS, engl.: BBB für Blood Brain Barrier) ist eine Schutzbarriere, die unser zentrales Nervensystem umgibt. Sie kontrolliert, welche Substanzen aus dem Blut ins Gehirn übertreten können. Dies ist enorm wichtig, um Toxine aber auch Erreger von diesem vitalen System fernzuhalten. Es handelt sich dabei nicht um ein einzelnes Gewebe oder Molekül, sie besteht aus unterschiedlichen Komponenten und Zelltypen, deren Zusammenwirken die Barrierefunktion ermöglicht. Diese kritische Struktur wird durch das Spike-Protein in erheblichem Umfang geschädigt.[58] Die BHS bekommt riesige Löcher und ihre Durchlässigkeit nimmt dramatisch zu.[59] Mögliche Folge: Potenziell schädliche Substanzen sowie Erreger können unkontrolliert in das zentrale Nervensystem gelangen, was kann fatale Konsequenzen haben kann; ob entsprechende Probleme eintreten oder nicht ist reine Glückssache. Besonders tückisch: Abhängig davon, was hier gegebenenfalls ins Gehirn gelangt, können die daraus entstehenden Probleme und Symptome vollkommen unterschiedlich ausfallen. Ein spezifisches Beschwerdebild ist nicht zu erwarten – wodurch die Diagnose enorm erschwert wird. Zwar besitzt die BHS die Fähigkeit zur Regeneration – nur wie schnell diese erfolgt, ist schwer abzuschätzen. Ein zusätzliches Problem: Das Spike-Protein schädigt nicht nur die Blut-Hirn-Schranke, es kann sie auch direkt durchdringen und ins Nervensystem gelangen.[60] In jedem Fall ist also zu befürchten, dass bei vielen Geimpften dieses hochempfindliche Organ erreicht wird – und dort alle bisher beschriebenen Schadeffekte auslöst: Mikrothromben, Mitochondriopathie und Zelltod. Sollten nach der Impfung neurologische Beschwerden auftauchen (klassisch: Brain Fog), ist die Abklärung auf eine Schrankenstörung sinnvoll. Es gilt hier zu beachten, dass eine beschädigte BHS weitere Probleme im Nervensystem nach sich ziehen und verstärken kann (siehe hierzu auch das Kapitel 8. Neuroinflammation: Brain Fog durch Feuer im Gehirn).

Marker einer Blut-Hirn-Schranken-Schädigung

Marker für Schäden der Bluthirnschranke

S-100

Alpha-1-Antitrypsin (Serum)
Abbildung 44: Marker zum Nachweis einer Blut-Hirn-Schranken-Schädigung

120

Um die Regeneration der BHS zu fördern, empfehlen sich dreierlei Ansätze:

1. Der Ausschluss anhaltender Entzündungsprozesse (Silent inflammation; Behandlung siehe entsprechendes Kapitel)
2. Der Ausschluss eines Leaky-Gut: Die Gabe von Butyrat (vgl. Abbildung *41*)Abbildung *41*: Aktivierung der Mitochondrienbildung,

   Beispielhafte Präparate siehe jeweilige Fußnoten.

Silent inflammation und Leaky Gut sichtbar machen

Nachweis von	Parameter
Silent inflammation	IL-6 IL-17 TNF-α hsCRP
Leaky Gut	LPS Alpha-1-Antitrypsin (Stuhl) Zonulin (Stuhl) sIgA (Stuhl)

Abbildung 45: Geeignete Laborparameter zum Nachweis von Leaky Gut und Silent inflammation

SHEDDING IST REAL

Unter Shedding versteht man in diesem Kontext die Ausscheidung von Spike-Proteinen durch Geimpfte und damit die Kontamination ihrer Umgebung durch dieses Protein. Shedding ist sicherlich eines der kontroversesten Themen rund um das Thema Corona-Impfung.

Vom Mainstream wird es als blanke Verschwörungstheorie und Lesefutter für Aluhüte in Telegramgruppen disqualifiziert. Leider ist es so einfach nicht. Tatsächlich wurde es bereits von Pfizer als mögliches Risiko im Rahmen der Zulassungsstudie identifiziert. So erhielten Studienteilnehmer einen obligatorischen schriftlichen Hinweis, sich für die Dauer der Studie von Schwangeren fernzuhalten, um ein mögliches Shedding und damit etwaige Schwangerschaftsrisiken auszuschließen.[61] Es stellt sich hier schon die Frage, warum ein Hersteller auf diese mögliche Gefahr hinweisen sollte, wenn der Vorgang selbst technisch unmöglich wäre. Alternativ wäre es natürlich möglich – wenn auch nicht wahrscheinlich – dass Pfizers Studienabteilung Verschwörungstheoretiker beschäftigt. Da letzteres keine plausible und befriedigende Erklärung darstellt, muss man sich mit dem Thema Shedding beschäftigen. Zahlreiche Berichte „angeblich" Betroffener legen ein solches Problem zumindest nahe: Ein Familienmitglied, Lebenspartner, enger Arbeitskollege oder Zimmergenosse lässt sich impfen, und bei einer nahestehenden, ungeimpften Person treten zeitnah Probleme auf. Typische Phänomen, über die in diesem Zusammenhang berichtet wird, sind die Aktivierung bzw. Reaktivierung bestehender sowie die Entstehung neuer Erkrankungen. Besonders häufig handelt es sich dabei um immunologische Erkrankungen in Form von Allergien oder Autoimmunprozessen. Besonders beliebt sind diesbezüglich Asthma, Thyreoditis (Schilddrüsenentzündung, häufig: Hashimoto) und Ekzeme (Hautausschlag). Es gibt Studien, die im Zusammenhang mit der Coronaimpfung die Möglichkeit des Shedding belegen, Watanabe et al. ist eine davon.[62] Die Autoren nehmen hier eine unkritische Haltung ein, halten aber fest, dass Shedding real ist und spekulieren darüber, ob es vielleicht die Wirkung der Impfung verstärken könnte. Sie betonen aber auch, dass hier noch weitergehender Abklärungsbedarf besteht und Erfahrungswerte gesammelt werden müssten. Diese nüchterne und sachliche Haltung würde man sich hierzulande und speziell in den Medien auch wünschen. Dabei ist diese Publikation kein Sonderfall. Die zugrunde liegenden Mechanismen sind seit Längerem bekannt und wurden in Bezug auf SARS-CoV2 erneut bestätigt. So ist bereits bewiesen, dass die Pfizer-Impfung unsere Zellen veranlasst das Spike-Protein zu bauen und anschließend in Exosomen zu verpacken.[63] Diese Transportbläschen sind gewissermaßen körpereigene Nanopartikel – sie sind extrem klein (30-90 Nanometer), fettlöslich und können in jede menschliche Zelle gelangen. Sie dienen eigentlich der Kommunikation zwischen den Zellen, werden aber auch vom Immunsystem eingesetzt, um Informationen über Erreger auszutauschen.

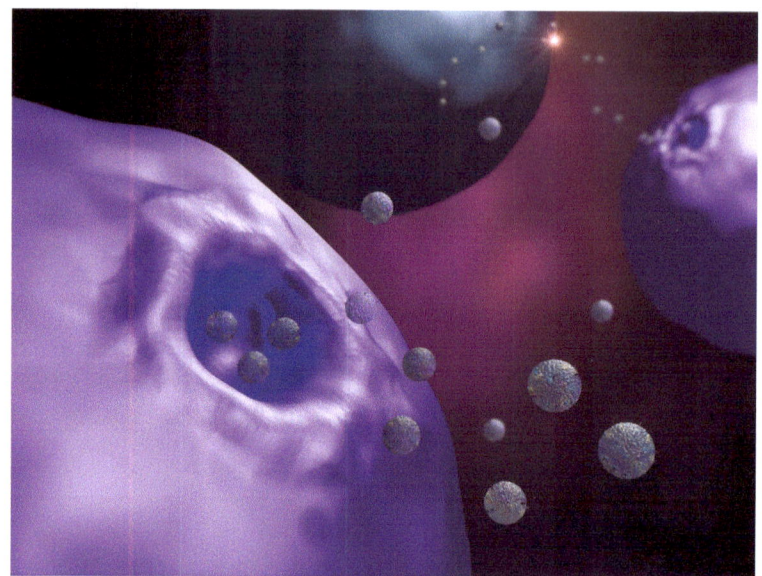

Abbildung 46: Eine Zelle schleust Exosomen aus
Bildquelle: shutterstock.com/Meletios Verras

Im Anschluss an die Impfung zirkulieren nun Exosomen im Organismus, die mit dem künstlichen Spike-Protein der Impfung gefüllt sind. Exosomen zirkulieren aber nicht nur, sondern werden auch ausgeschieden – über Schweiß, Speichel, Tränen, Urin, Samenflüssigkeit und Brustmilch. Auch dies ist seit Langem bekannt.[64] Die momentane Erkenntnislage lässt sich wie folgt zusammenfassen:

1. Es ist bewiesen, dass die Impfung zur Bildung von Exosomen führt, die mit Spike-Proteinen gefüllt sind.
2. Es ist bewiesen, dass diese Exosomen nicht nur im gesamten Körper zirkulieren, sondern über alle menschlichen Sekrete auch ausgeschieden werden.

3. Damit ist die Ausscheidung von Spike-gefüllten Exosomen und die Kontamination der Umgebung durch eben diese Exosomen nicht nur eine technische Möglichkeit, sondern bis zum Beweis des Gegenteils anzunehmende Realität.

Auf der anderen Seite haben wir die Hersteller der Gentherapeutika, die Aufsichtsbehörden, Politiker und Medien, die Shedding als unmöglich abtun und entsprechende Sorgen als Unfug und Verschwörungstheorie qualifizieren. Aber der Beweis, dass die aktuelle wissenschaftliche Erkenntnislage falsch ist und *kein* Shedding stattfindet – der wurde nicht geführt, nicht einmal im Ansatz. In den Zulassungsstudien wurde weder das Blut der Probanden noch deren Ausscheidungen (Schweiß, Speichel etc.) auf Exosomen mit Spike-Proteinen untersucht. Ich möchte diese Situation einmal mit einem Beispiel verdeutlichen. Ein Autohersteller präsentiert ein neues Diesel-Fahrzeug und verkündet stolz, dass der Motor kein CO_2 ausstoßen würde. Auf Nachfrage wie das denn gelungen sei, lautet die Antwort man habe einfach kein CO_2 gemessen, ergo sei keines nachgewiesen worden, ergo sei das Auto CO_2-frei. Jeder der etwas anderes behaupte und hier CO_2-Produktion unterstelle sei ein Verschwörungstheoretiker. Das erinnert eher an einen Monty-Python-Sketch denn an solide Forschung.

Welche Handlungsempfehlungen können respektive müssen wir nun aus diesen Erkenntnissen ableiten? Zunächst einmal ist festzuhalten, dass Shedding voraussichtlich kein Dauerzustand ist, da durch Abbau der

Impfstoffe die Produktion des Spike-Proteins irgendwann stoppt. Faire Schätzungen gehen hier von 2–3 Wochen aus. Wir haben hier also ein grobes Zeitfenster zur Orientierung. Geimpfte Personen sollten innerhalb dieses Zeitraums engeren Körperkontakt mit vulnerablen (also besonders gefährdeten) Personen vermeiden. Hierzu zählen:

- Kinder, speziell Kleinkinder
- Hochbetagte
- Menschen mit schweren Allergien (z.B. Asthma, Neurodermitis)
- Menschen mit Autoimmunerkrankungen

Ein Spezialfall sind stillende Mütter. Da die Spike-Exosomen über die Muttermilch weitergegeben werden sollten sie sich am besten während der Stillzeit nicht impfen lassen. Wird eine Impfung durchgeführt, wäre es am sinnvollsten abzustillen und auf nicht-toxische Säuglingsnahrung umzustellen. Andernfalls werden alle bisher beschriebenen toxischen Effekte des Spike-Proteins im Säugling ausgelöst. Erste Studiendaten belegen bei Stillkindern geimpfter Mütter Störungen der Blutgerinnung, Magen-Darm-Syndrome und lebensbedrohliche allergische Notfälle.[66]

DAS SPIKE-PROTEIN FÜHRT ZU FEHLGEBURTEN

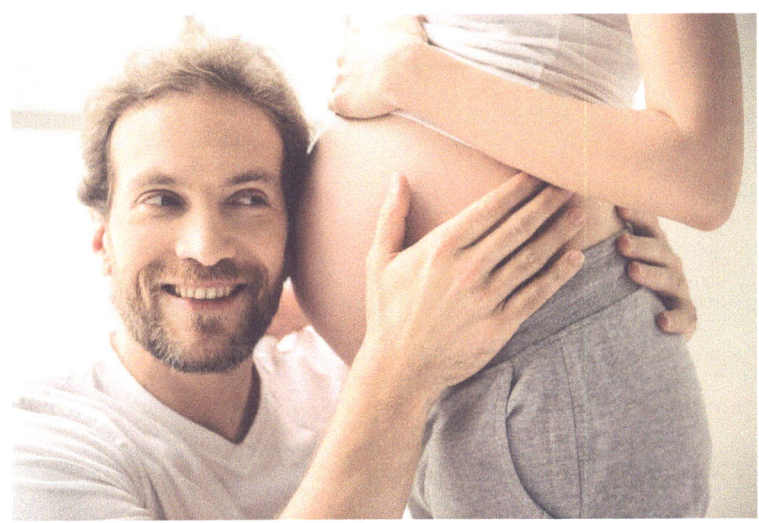

Abbildung 47: Während der Schwangerschaft sollten Risiken möglichst vermieden werden
– beispielsweise experimentelle Gentherapien
Bildquelle: shutterstock.com/George Rudy

Die Impfung von Schwangeren war seit jeher eine heikle Angelegenheit:

- Während der Schwangerschaft finden zahlreiche Umstellungen und Veränderungen im Organismus der Schwangeren statt. Erkenntnisse aus klinischen Studien an Nicht-Schwangeren sind daher nur sehr bedingt auf Schwangere übertragbar.

- Der Embryo bzw. Fötus ist mit dem Blutkreislauf der Mutter verbunden. Bei Medikamenten ist daher zu prüfen, ob sie Plazentagängig sind, also aus dem Blut der Mutter in das Ungeborene übergehen können.

- Der Organismus des Ungeborenen durchläuft zahlreiche, hochgradig empfindliche Entwicklungsprozesse. Werden sie gestört, besteht das Risiko schwerster Komplikationen. Diese reichen von Fehlgeburt und Totgeburt bis hin zu Fehlbildungen und angeborenen Behinderungen.

Man denke in diesem Zusammenhang nur einmal an den Contergan-Skandal. Aus ihm wurde die Lehre gezogen, bei Schwangeren Medikamente nur mit äußerster Vorsicht und nach gründlicher Prüfung einzusetzen. Im Rahmen der Corona-Impfung wurden diese Grundsätze vollkommen über Bord geworfen:

1. Es besteht für Schwangere kein besonderes Risiko durch Covid-19. Es gibt keinerlei Belege für eine besondere Gefährdung von Schwangeren, entsprechend liegt keine Notlage vor, die den Einsatz eines experimentellen Wirkstoffes rechtfertigen würde.

2. Die Impfstoffe wurden im Rahmen der Zulassung *nie* an Schwangeren getestet. Es gibt seitens der Hersteller keinerlei Daten zu Sicherheit und Effektivität der Impfung während der Schwangerschaft.

3. Es wurde *nie* untersucht, ob die Impfstoffe Schäden am menschlichen Erbgut oder Stammzellen verursachen können. Im Embryo bzw. Fötus ist die Stabilität der DNA und die Funktion der Stammzellen aber so wichtig wie im ganzen späteren Leben nicht. Schlimmer noch: Veränderungen am Erbgut, die in der

Embryonalphase erfolgen, können schwerste Missbildungen nach sich ziehen oder den Fruchttod auslösen.

4. Wir haben *keinerlei* Daten zur Gesundheit und den Bioparametern der Neugeborenen. Wir verabreichen einen experimentellen Impfstoff, ohne jemals geprüft zu haben, ob dieser Auswirkungen auf die Neugeborenen hat.

5. Für alle anderen Arzneimittel gilt im Beipackzettel folgende Regelung: „Von einem Einsatz bei Schwangeren wird abgeraten, da hier keine Daten vorliegen." Bei den experimentellen Genimpfungen wird daraus: „Ein Einsatz bei Schwangeren ist dringend empfohlen, obwohl wir keine Daten haben."

Die Impfung bringt nun gleich mehrere, schwerste Risiken für Mutter und Kind mit sich. Die toxischen Effekte im Körper der Mutter verschlechtern die Chancen auf eine erfolgreiche Schwangerschaft erheblich. Schlimmer noch: Sowohl die Nanopartikel der Impfung als auch die Spike-Exosomen können ohne Probleme die Plazenta passieren und gelangen so in den Körper des ungeborenen Kindes. Alle toxischen Effekte des Spike-Proteins sowie die akuten toxischen Effekte der Nanopartikel spielen sich indessen im Organismus des Embryos oder Fötus ab.

Die erste wissenschaftliche Untersuchung, die das Thema Sicherheit der Impfung in der Schwangerschaft zumindest grob beleuchtete, kam zum Schluss die Anwendung sei sicher.[65] Die angewendete Logik sah dabei so aus: Kommt es bei Geimpften zu mehr Fehlgeburten, ja oder nein. Falls nein, wird die Impfung als bedingungslos sicher eingeschätzt. Spannende Fragestellungen wären u.a. gewesen:

- Kommt es bei den Neugeborenen vermehrt zu immunologischen Erkrankungen (Allergien, Autoimmunerkrankungen, Abwehrschwäche)?
- Treten neurologische Probleme vermehrt auf?
- Ist die körperliche und geistige Entwicklung verändert?

All dies wurde nicht untersucht. Zudem weist die Studie massivste Fehler auf, so massiv, dass sie insgesamt entwertet ist, die Autoren mussten die entsprechenden Passagen zurückziehen. Eine erneute Auswertung der Studiendaten kam zu einem völlig anderen Schluss. Während es in der fortgeschrittenen Schwangerschaft keine signifikante Häufung von Fehlgeburten gibt, tötet die Impfung in den ersten 20 Schwangerschaftswochen 80–90 % der Embryos.[66] Das sind Werte, die man sich von Abtreibungsmitteln erwartet. Zum Vergleich: Die Häufigkeit von Fehlgeburten/Fruchtabgängen in dieser Schwangerschaftsphase liegt statistisch bei ca. 11 %. Im US-amerikanischen Meldesystem VAERS finden sich inzwischen (Stand 11/21) über 2.400 Meldungen von Spontanaborten (Fehlgeburten) nach Impfung. Denken sie einmal drei Jahre zurück und stellen sich vor, ein neu auf den Markt gebrachtes Medikament hätte 2.400 Fehlgeburten verursacht. Es hätte einen enormen Aufschrei in Medien, Politik und Gesellschaft gegeben. Die beteiligten Hersteller,

Mediziner und Aufsichtsbehörden wären medial gesteinigt worden, Gerichtsverfahren und Rücktritte wären gefolgt.

Heute: Nicht einmal eine Randnotiz in den Leitmedien, Politiker wie Karl Lauterbach fabulieren von einer nebenwirkungsfreien Impfung, suggerieren, es handele sich um einen unbedenklichen Piecks. Wer Bedenken hat, ist ein Impfverweigerer, Volksgesundheitsgefährder, Sozialschädling und Tyrann. Stellen sie sich einmal die verheerenden Konsequenzen für die werdende Mutter vor, die diesem Druck nachgibt und ihr Kind verliert. Die nicht nur ihren Verlust tragen muss, eventuell Schuldgefühle entwickeln wird, damit auch noch alleingelassen und im Falle, dass sie sich impfkritisch äußerst, auch noch stigmatisiert wird (siehe obige Begrifflichkeiten). Wir leben in finsteren Zeiten und die Zeichen stehen nicht auf Licht am Horizont. Ich möchte es an dieser Stelle nochmals ganz klar formulieren: Aufgrund der vorliegenden Daten ist die Impfung von Schwangeren schwerste Körperverletzung, wenn nicht bereits Totschlag.

DAS SPIKE-PROTEIN HEMMT KREBS-SCHUTZGENE

Wir haben an dieser Stelle eine ganz besonders sinnfreie Situation. Zum ersten Mal in der Geschichte der Menschheit werden Milliarden Menschen mit Gentherapeutika behandelt. Ausgerechnet bei diesen Gentherapeutika hat man „vergessen" zu prüfen, ob sie das menschliche Erbgut beeinflussen und falls ja, wie. Geht es um den Anbau von genmanipuliertem Mais, sind die Bürger schnell auf den Barrikaden. Geht es aber um den Einsatz ungeprüfter Gentherapien in ihrem Körper, lassen sie sich mit einer Bratwurst überzeugen. Das ist, überspitzt formuliert, die momentane Lage. Schlimmer noch, wer kundtut, dass eine Bratwurst in diesem Kontext keine wissenschaftlichen Untersuchungen ersetzt, wird als Volksgesundheitsgefährder und Verschwörungstheoretiker gebrandmarkt. Es sind interessante Zeiten, über die spätere Chronisten viel zu berichten haben werden.

Wir haben bereits gesehen, dass der Einbau der Impf-DNA bzw. Impf-RNA in das menschliche Erbgut technisch absolut möglich und damit eine reelle Gefahr ist (vgl. Kapitel „Die Impfstoffe: Womit haben wir es zu tun?"). Es wurde auch bereits darauf hingewiesen, dass daraus unabsehbare Risiken entstehen können, deren Ausmaß wir nun leider durch praktischen Versuch bei weiten Teilen der Bevölkerung bestimmen werden. Ohne hier ausufernd auf molekularbiologische Details aus der Genetik einzugehen, sollen dennoch einige besonders markante Risiken kurz umrissen werden.

Der Einbau neuen Erbguts in unsere DNA (Insertion) kann verschiedene Effekte auf bestehende Gene ausüben:

1. Änderung der Gen-Aktivität: Gene können Aktivität einbüßen, was zu Funktionsdefiziten führt, oder sie können an Aktivität gewinnen – was eine Überfunktion auslösen kann.

2. Änderung der Gen-Qualität: Durch Mutationen kann das Gen beschädigt werden, die von ihm kodierten Proteine können dann eine fehlerhafte Struktur aufweisen. Mögliche Konsequenzen sind Funktionsverlust oder Funktionsänderung.

Ein besonders beeindruckendes Beispiel für kritische Schlüsselgene sind die sogenannten Tumorsuppressorgene und Onkogene:

	FUNKTION	*ERWÜNSCHTE AKTIVITÄT*
TUMORSUPPRESSORGENE	*schützen vor Krebsentstehung*	*hoch*
ONKOGENE	*begünstigen Krebsentstehung*	*niedrig*

Abbildung 48: Onkogene und Tumorsuppressorgene

Mutationen die

- die Aktivität von Tumorsuppressorgenen senken und/oder
- die Aktivität von Onkogenen erhöhen,
- begünstigen die Entstehung von Krebs.

Ein mittlerweile besonders bekanntes Beispiel für ein Tumorsuppressorgen ist BRCA1. Seine Aufgabe ist es, Schäden an der DNA zu reparieren und damit kritischen Genveränderungen vorzubeugen. Ist es durch Mutationen beschädigt und kann seine Aufgaben nicht erfüllen, steigt das Krebsrisiko dramatisch an. Menschen mit einer solchen Mutation haben ein extrem hohes Krebsrisiko. Vor einigen Jahren wurde bei der Schauspielerin Angelina Jolie ebendiese Mutation nachgewiesen, wodurch ihr Risiko an Brustkrebs zu erkranken bei 70 % lag – also 2:1, dass sie an Brustkrebs erkranken würde. Ihre Reaktion: Sie ließ sich beide Brüste amputieren. Dies nur als praktisches Beispiel, was eine BCRA1-Schädigung bedeutet. Eine aktuelle Publikation belegt nun, dass genau dieses Gen (zusammen mit anderen) durch das Spike-Protein erheblich in seiner Funktion behindert wird.[67] Es stellt sich also die dringende Frage, wie sinnvoll es ist, unsere Zellen mehrmals pro Jahr (mittlerweile wird ja von einem 4-Monatsrhythmus beim Boostern gesprochen) zu zwingen, ein Protein zu bauen, das die DNA-Reparatur hemmt und indirekt das Krebsrisiko erhöht. Das höchste Risiko ergibt sich bei BRCA1-Schäden übrigens für Brustkrebs, es steigt aber auch für Prostata-, Eierstock, Darm- und Bauchspeicheldrüsenkrebs. Die erwähnten Studienergebnisse wurden übrigens im Oktober 2021 publiziert – eine Stellungnahme der Impfhersteller, Zulassungsbehörden oder eine Rezeption in den Medien ist nicht erfolgt. Wir werden im Kapitel „Abwehrschwäche und Immundefizit" sehen, dass dies nicht der einzige Faktor ist, durch den die Impfungen möglicherweise das Risiko für Krebserkrankungen erhöhen können. Auch ein Rezidiv (also die erneute Aktivierung einer bereits erfolgreich behandelten Krebserkrankung) ist eine reelle Gefahr und es steht zu befürchten, dass wir hier spätestens ab 2022 steigende Fallzahlen beobachten werden. Schützen kann man sich vor dem BRCA1-Effekt im Übrigen nicht. Auch stellt dies nur einen sehr kleinen Ausschnitt der möglichen Probleme dar. Es ist absolut möglich (und leider auch wahrscheinlich), dass hier noch deutlich mehr Erbgutschäden verursacht werden. Für Ottonormalverbraucher ist das ein weiterer Anlass, sich die Impfung ganz grundsätzlich und gründlich zu überlegen. Menschen, die bereits Krebs haben oder hatten, sollten sich dringend die folgenden **Wechselwirkungen** zwischen der Impfung und Krebstherapien klarmachen, die *nicht* untersucht wurden. Besonders kritisch und wahrscheinlich sind diese Wechselwirkungen bezüglich Immuntherapien (z.B. Checkpoint-Inhibitoren):

- Auswirkungen auf **Rezidiv-Risiken** (also eine Re-Aktivierung behandelter Krebserkrankungen) wurden *nicht* untersucht.
- Ob das **Tumorwachstum** durch die Impfung stimuliert wird, wurde *nicht* untersucht.

Es ist verblüffend zu sehen, wie Onkologen, die ansonsten aus Sorge um Wechselwirkungen nicht einmal das einfachste Nahrungsergänzungsmittel begleitend zur Chemo erlauben, jetzt bereit sind, die unglaublich zahlreichen Unbekannten, die mit der Impfung verknüpft sind, ohne Hinterfragen zu akzeptieren. Dies ist ärztliches Versagen in unglaublichem

Ausmaß, das den Grundsatz „Non nocere" (keinen Schaden verursachen) eklatant verletzt.

5. ABWEHRSCHWÄCHE UND IMMUNDEFIZIT

Das Immunsystem wird, nach allem was wir momentan wissen, am stärksten durch die Impfung geschädigt. Hier entstehen aller Voraussicht nach auch die anhaltendsten Veränderungen und damit die chronischsten Probleme. Diese unterteilen sich in zwei große Gruppen:

- Veränderungen, die mit zu einer Abwehrschwäche führen (Immundefizit), und
- Veränderungen, die zu einem überreagierenden Immunsystem führen (Autoimmunität, Infektionsverstärkung).

Wir werden uns in diesem Kapitel zuerst mit der Schwächung des Immunsystems beschäftigen, da sie zuerst eintritt und bereits direkt im Anschluss an die Impfung eine akute Gefahr darstellt.

Kurzfristige Schädigung des Immunsystems durch die Impfung

Bereits in den Zulassungsstudien der Hersteller trat ein Effekt auf, der für Geimpfte erhebliche Risiken birgt: Das Immunsystem wird zeitweise durch eine reaktive Lymphopenie außer Gefecht gesetzt.

Klingt kompliziert ist aber simpel und bedeutet: Die Anzahl der Lymphozyten, die Träger unserer spezifischen Abwehr sind, nimmt nach der Impfung dramatisch ab (50-90 %).[68] Sie sind das effektivste Bollwerk gegen Infektionen und repräsentieren die gesamte, bis dahin erlernte Immunität. Dieser Effekt ist dosisabhängig, die Hersteller entschieden sich für die finalen Impfstoffe für die jeweils höchste getestete Dosis. Vereinfacht formuliert: Jede Immunität, die das Immunsystem bis dahin entwickelt hat, gegen Bakterien, Pilze, Viren und Parasiten, ist schlagartig massiv geschwächt. Betroffene haben von einem Tag auf den anderen einen Immunstatus ähnlich dem eines Säuglings. Das ist in Zeiten einer Pandemie ein echtes Problem, zumal wenn die Impfung direkt vor oder in der jährlichen Erkältungssaison durchgeführt wird. Zu diesem Zeitpunkt grassiert ja nicht nur SARS-CoV2, sondern auch die anderen Coronaviren und das gesamte Spektrum an Atemwegserregern – u.a. auch die klassischen Grippeviren, Adenoviren, Rhinoviren etc., und nicht zu vergessen auch die bakteriellen Erreger wie z.B. Pneumokokken. Zwar ist diese Abwehrschwäche reversibel, das Immunsystem erholt sich binnen relativ kurzer Zeit (< Woche). Aber eine Woche reicht vollkommen aus, um sich – mit welchem Erreger auch immer – zu infizieren. Besonders kritisch ist dieser ganze Vorgang für Menschen, deren Immunsystem ohnehin funktionsschwach ist. Hier kommt zu einem qualitativen Defizit nun ein quantitatives hinzu, zur Pest die Cholera: Weniger Abwehrzellen zu haben, die von Haus aus wenig leisten, ist ein immunologischer Super-GAU. Zu den besonders gefährdeten Gruppen zählen u.a.:

- alte Menschen 70+ (Immun-Seneszenz)
- Menschen mit immunschädigenden Vorerkrankungen: Autoimmunpatienten, Diabetiker, Krebspatienten
- Menschen unter Medikation mit Immunsuppressiva (Autoimmunerkrankte, schwere Allergiker, Organtransplantierte)
- Menschen in Gemeinschaftseinrichtungen (Altenheime, Pflegeheime)

Sehen sie sich diese Liste einmal genau an. Das ist die Beschreibung der am meisten durch Corona gefährdeten Personengruppen – die indessen bevorzugt und mit größtem Druck Auffrischungsimpfungen bekommen (Booster). Diese Bewohner sind alt, vorerkrankt, immunschwach und unter schwerer Dauermedikation. Jeder Erreger, der zum Zeitpunkt der Boosterung in einem Heim grassiert, kommt einer Fackel gleich, die in ein Benzinfass geworfen wird. Die Fallberichte und Zeitungsartikel zu regelrechten Sterbewellen in Altenheimen nach Boosterimpfung der Bewohner bilden mittlerweile ein eigenes Genre. In vielen Ländern zeigt sich ein zeitlicher Zusammenhang zwischen Impfung und Sterbefällen. Hier spielt aller Wahrscheinlichkeit nach nicht nur die beschriebene Abwehrschwäche eine Rolle, sondern auch die akute Toxizität des Spike-Proteins. In Summe ist der Effekt jedenfalls beeindruckend.

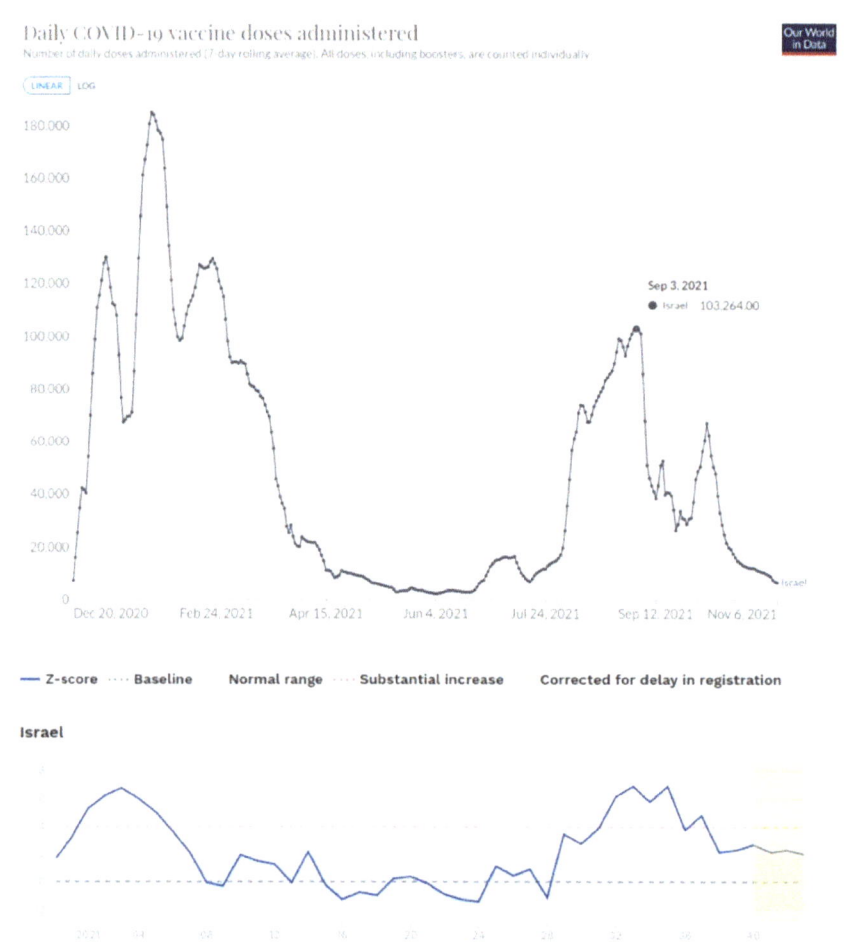

Abbildung 49: Synchroner Verlauf von Übersterblichkeit und Impfkampagne in Israel
Quellen: Our World in Data und Euromomo

LANGZEIT-SCHÄDEN DES IMMUNSYSTEMS

Neben der kurzfristigen Hemmung des Immunsystems, die im vorigen Abschnitt beleuchtet wurde, gibt es auch entsprechende Langzeitveränderungen. Diese äußern sich weniger in einem quantitativen Mangel an Abwehrzellen, als vielmehr in einer Art Arbeitsverweigerung des Immunsystems – dessen funktionaler Erschöpfung. Bereits früh mehrten sich die Hinweise, dass mit dem Immunsystem Geimpfter etwas nicht ganz in Ordnung sein könnte. Es gab etwa Untersuchungen, die eine identische oder gar höhere Viruslast bei Geimpften im Vergleich zu Ungeimpften feststellten.[69] Ein Immunsystem, das durch eine Impfung vorbereitet und gestärkt ist, sollte zu einer *niedrigeren* Viruslast führen. Oder der bereits erwähnte Bericht der englischen Gesundheitsbehörde[57], der für Geimpfte ein doppelt so hohes Infektionsrisiko, wie für Ungeimpfte ausweist.

Es wirft Fragen auf, wenn im Anschluss an eine Impfung die Erkrankung, gegen die geimpft wurde, häufiger auftritt als zuvor. Auch die enorm erhöhte Häufigkeit schwerer und tödlicher Ereignisse rund um die Impfung von Patienten mit Autoimmunerkrankungen stellte einen ernstzunehmenden Hinweis dar, dass die Impfung in erheblichem Maß Auswirkung auf das Immunsystem hat.[70] Mittlerweile belegen gezielte Analysen, dass es durch die Impfung zu einem anhaltenden und langfristigen Umbau respektive Umprogrammieren des Immunsystems kommt – leider nicht in dem Sinne, dass das Immunsystem besser oder gestärkt wird.[71] Die zu beobachtenden

Veränderungen gehen so weit, dass mittlerweile von V-AIDS gesprochen wird: Vaccine Acquired Immune Deficiency Syndrom „Vakzin-bedingtes erworbenes Immuninsuffizienz-Syndrom", analog zum Krankheitsbild AIDS, das durch eine HIV-Infektion hervorgerufen wird. Klingt nach starkem Tobak, hat aber seine Berechtigung, da die Eingriffe und Effekte sehr tief reichen und nachhaltig sein können.

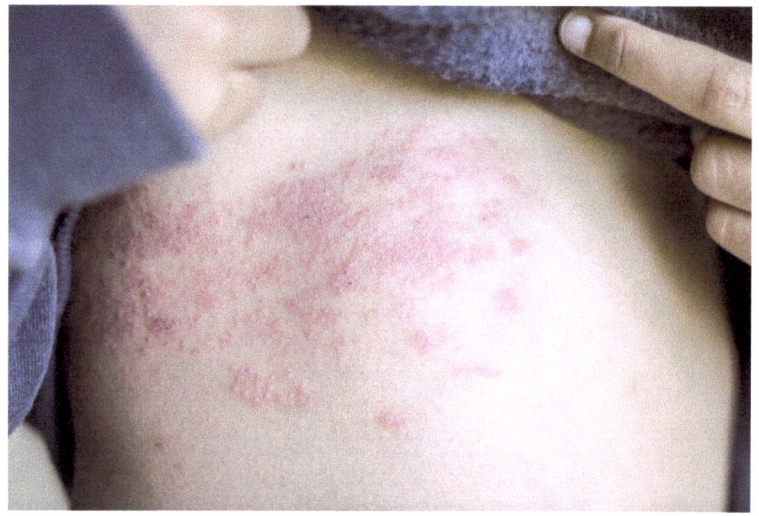

Abbildung 50: Gürtelrose zeigt sich als schmerzhafter Ausschlag
Bildquelle: shutterstock.com/shamiss

Endgültig alarmiert hätten Aufsichtsbehörden und Ärzteschaft sein müssen, als sich weltweit Berichte über reaktivierte, chronische Infektionen nach der Impfung häuften, namentlich vor allem Herpes Zoster – besser bekannt als Gürtelrose.[72] In den Berichten tauchen zudem alle Genimpfstoffe auf, es kann sich also nicht um ein herstellerspezifisches Problem handeln.

Um dieses Phänomen einordnen zu können, muss man etwas über Herpesviren wissen: Nach der erstmaligen Infektion mit ihnen verbleiben sie für den Rest des Lebens im Körper, verstecken sich in unseren Zellen, in Nervenbahnen und im Rückenmark, um dann, bei geeigneter Gelegenheit, wieder zum Vorschein zu kommen und Probleme zu bereiten. Wir alle kennen das von einem Cousin des Zostervirus, dem gemeinen Lippenherpes (Fieberblase). Immer dann, wenn wir es am wenigsten gebrauchen können – in Zeiten mit viel Stress oder während wir an einer anderen Infektion laborieren – kriecht das Herpesvirus aus seinem Versteck und sorgt für die bekannten, dekorativ-schmerzhaften Lippenbläschen. Faustregel für Herpesviren: Faktor X schwächt das Immunsystem (Stress, andere Erkrankungen, akute Infektionen, immunhemmende Medikamente wie Cortisol), Herpesvirus meldet sich zurück. Quasi alle vor der Jahrtausendwende Geborenen hatten in ihrer Kindheit Kontakt mit dem Erreger der Gürtelrose, allerdings zu diesem Zeitpunkt in Form von Windpocken. Gleicher Erreger, anderes Krankheitsbild. Im Anschluss an die lästigen Windpocken entwickelt unser Immunsystem eine lebenslange Immunität gegen das Virus und dieses sieht nur dann wieder Tageslicht, wenn das Immunsystem massiv herabgesetzt wird. Gürtelrose ist deswegen ein bekanntes Phänomen bei Menschen mit erheblich reduzierten Abwehrkräften. Übliche Verdächtige umfassen:

- fortgeschrittene Diabetiker

- Menschen unter Immunsuppressiva (z.B. Cortisol; typisch bei Autoimmunerkrankungen oder nach Organverpflanzung)

- Menschen mit Knochenmarksschäden (häufig nach Chemotherapie)

- Krebspatienten

- AIDS-Patienten

- sehr alte Menschen

Wie wir sehen, passiert Herpes Zoster nicht im luftleeren Raum und aus dem Nichts, sondern weist in aller Regel auf ein grundlegendes und erhebliches Problem im Immunsystem hin. Wenn also vormals völlig gesunde Menschen nach einer Impfung an Gürtelrose erkranken, müssen bei Eingeweihten mit Kenntnissen über diese Zusammenhänge alle Alarmglocken schrillen.

Außer es handelt sich bei der Impfung um die Corona-Gentherapie. Dann stellt Gürtelrose kein Warnsignal dar. Theoretisch müsste man nun bei den Betroffenen einen ausführlichen Immunstatus erheben, mit CD-Differenzierung, Zytokinprofilen, Autoreaktivitätsmarken, usw. Stattdessen wird verkündet, dass der Schutz vor Covid das Risiko einer Gürtelrose bei Weitem überwiege. Dabei handelt es sich um eine sehr dumme oder sehr gut durchdachte Behauptung. Zum einen ist Gürtelrose kein Schnupfen, kann zu schweren Komplikationen führen und stellt auch bei normalem Verlauf eine hochgradig schmerzhafte Erfahrung dar. Viele Betroffene würden einen grippalen Infekt (auf den es für die meisten bei Corona hinausläuft) vorziehen. Davon unbelassen ist ja nicht die Gürtelrose als solche das Gefährliche, sondern die ihr zugrunde liegende Schädigung des Immunsystems. Diese bringt, so sie anhält, noch ganz andere Gefahren mit sich, wie wir im folgenden Kapitel zu Natürlichen Killerzellen sehen werden. Generell nimmt aber das Infektionsrisiko zu – man erkauft sich also einen mittelprächtigen Schutz vor Corona mit erhöhten Erkrankungsrisiken für *alle* anderen Infektionskrankheiten. Dasselbe Phänomen wie bei Gürtelrose, nur mangels äußerer Symptome wesentlich schwieriger zu erkennen, ist die Aktivierung einer latent vorhandenen EBV-Infektion. EBV steht für Eppstein Barr Virus, der Erreger der Mononukleose, die sich auch unter dem Namen Pfeiffersches Drüsenfieber einen Namen gemacht hat. Typische Symptome bei einer Reaktivierung sind:

Symptome und Gegenmaßnahmen bei EBV-Aktivierung

Symptome bei reaktivierter chronischer EBV-Infektion
Fieber
Müdigkeit
Abgeschlagenheit
Antriebsschwäche
Lymphknotenschwellung
Depression

Abbildung 51: Symptome eines chronischen Pfeifferschen Drüsenfiebers

Bei Auftreten dieser Symptome nach der Impfung, sollten EBV-Antikörper bestimmt werden (EBV-IgG), um eine Reaktivierung auszuschließen bzw. festzustellen. Leider ähneln diese Symptome fast 1:1 denen einer Mitochondriopathie und auch die Beschwerden der Autoimmunreaktionen sehen sehr ähnlich aus. Zusätzlich zur Anamnese ist daher unbedingt die entsprechende Labordiagnostik zu empfehlen. Es gibt bislang keine spezifische Therapie gegen EBV, Virostatika haben keinen größeren Nutzen. Allerdings konnte für mehrere Substanzen belegt werden, dass sie dieses Virus hemmen und den Körper bei seiner Abwehr unterstützen. Wichtige Beispiele sind:

Mögliche Gegenmittel bei reaktivierter EBV-Infektion[73]

Thymoquinon (Schwarzkümmelextrakt oder -öl)

Lactoferrin[74]

Vitamin D (Ratio beachten, sollte <1 liegen)

Artesunat[75]

Sulforaphan[35]

Curcumin[36]

Polyphenole[76] (Resveratrol, Luteolin, Apigenin, EGCG)

Astralagus[77]

Abbildung 52: Substanzen mit hemmendem Effekt auf EBV
beispielhafte Präparate siehe Fußnoten

Die Dosierungen sind hier hochgradig individuell und sollten im Optimalfall mit einem Therapeuten erarbeitet werden. Beginnen sie ansonsten mit den Herstellerangaben und steigern sie die Dosis nach Bedarf. Verwenden sie immer Kombinationen der Wirkstoffe, das ist effektiver als einzelne hochdosiert zu nehmen. Zudem wird jeder therapeutische Ansatz auch darin bestehen, die Defizite des Immunsystems detailliert zu erfassen, um die betroffenen Abwehrkomponenten gezielt zu aktivieren. Darum soll es in den folgenden Abschnitten gehen.

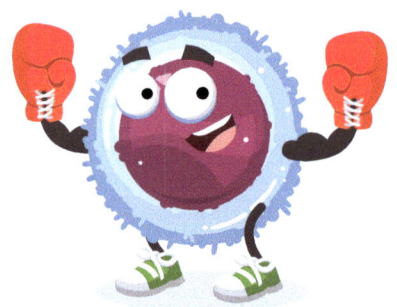

Abbildung 53: NK-Zellen sind wichtiger Bestandteil des Schutzes gegen Viren und Krebs
Bildquelle: shuttesrtock.com/VizRad

Die natürlichen Killerzellen (NK-Zellen) erfüllen primär drei Funktionen:

1. Erkennen und Vernichten von **Krebszellen**: Sie sind deshalb von enormer Bedeutung für das individuelle Risiko an Krebs zu erkranken.

2. Erkennen und Vernichten von **Virus-infizierten Zellen**: Im Gegensatz zu ihren Namensvettern, den T-Killerzellen, können die NK-Zellen von Anfang an in das Geschehen eingreifen, sie müssen nicht erst trainiert und spezialisiert werden. Das macht sie zum wichtigsten Schutz bei akuten viralen Infektionen mit neuen, unbekannten Erregern.

3. **Scharnierfunktion**: Die NK-Zellen leisten einen wichtigen Beitrag bei der Umschaltung von angeborener zu erworbener

Abwehr. Diese Umschaltung ist von kritischer Bedeutung: Erfolgt sie zu spät, kann es sein, dass die angeborene Abwehr „überhitzt" und ein unnötig hohes, schädliches Entzündungsniveau entsteht. Gerade bei Covid-19 ist diese Hyperinflammation bei komplizierten Verläufen gefürchtet.

Leider lässt die Funktion der NK-Zellen im Alter nach, was ein wesentlicher Faktor für die Immunsenszenz ist, die zunehmende Abwehrschwäche im höheren Lebensalter. Fatalerweise sind auch bei vielen Geimpften die NK-Zellen in einem anhaltend desolaten Zustand. Die Folge ist ein deutlich erhöhtes Risiko für allerlei Infektionen, da nun die Verzahnung zwischen angeborener und erworbener Abwehr leidet und zusätzlich Virus-infizierte Zellen wesentlich schlechter erkannt werden. Dadurch können nicht nur mehr Infektionen auftreten, diese werden tendenziell auch heftiger verlaufen als eigentlich notwendig. Außerdem können bereits latent vorhandene Infektionen reaktiviert werden (siehe Gürtelrose, EBV).

Glücklicherweise ist es inzwischen möglich, nicht nur den Zustand der NK-Zellen zu bestimmen, sondern auch vorab zu prüfen mit welchen Substanzen ihnen geholfen werden kann. Benötigt werden eine Vollblutprobe und ein entsprechendes Labor (siehe Anhang, Labore). Dies stellt auch gleichzeitig die erste Hürde für sie dar: Sie müssen eine Praxis finden, die mit einem der Labore zusammenarbeitet, da die Standardlabore diese Untersuchung nicht anbieten. Die Logik hinter der Untersuchung selbst ist relativ einfach. Aus ihrer Blutprobe werden die NK-Zellen isoliert und zu einer Zellkultur von extra gezüchteten Krebszellen gegeben. Anschließend beobachtet man, wie viele der Krebszellen von ihren NK-Zellen innerhalb eines bestimmten Zeitraums vernichtet werden. Hier gibt es Normwerte für gesunde, aktive NK-Zellen. Aus dem Vergleich mit ihren Werten kann dann ihr NK-Zell-Status gebildet werden. Diese Untersuchung nennt sich je nach Labor Tumor-Killing-Test oder NK-Aktivität. Für den Fall, dass ein vermindertes Leistungsniveau festgestellt wird, geht die Analyse in die zweite Phase. Nun werden ihre NK-Zellen im Labor mit verschiedenen Wirkstoffen behandelt und der erste Test wiederholt. So lässt sich die Substanz identifizieren, die zur stärksten Aktivierung der NK-Zellen führt. Die Labore verfügen zu diesem Zweck über eine breite Palette an häufig verwendeten Wirkstoffen, auf Wunsch können aber auch eigene Substanzen getestet werden.

Aktivität und Aktivierung der Natürlichen Killerzellen

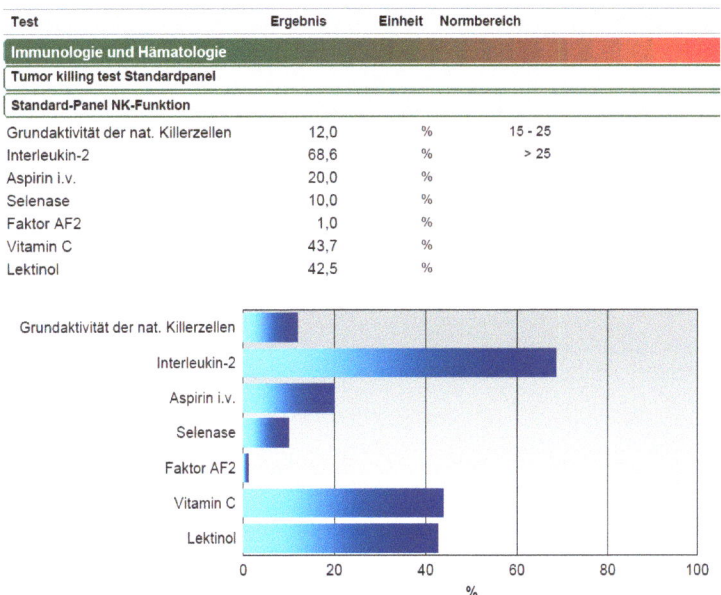

Test	Ergebnis	Einheit	Normbereich
Immunologie und Hämatologie			
Tumor killing test Standardpanel			
Standard-Panel NK-Funktion			
Grundaktivität der nat. Killerzellen	12,0	%	15 - 25
Interleukin-2	68,6	%	> 25
Aspirin i.v.	20,0	%	
Selenase	10,0	%	
Faktor AF2	1,0	%	
Vitamin C	43,7	%	
Lektinol	42,5	%	

Abbildung 54: NK-Aktivität und NK-Aktivierung
Quelle: Biovis

In diesem Beispiel ist die Aktivität der NK-Zellen des Probanden zunächst einmal zu niedrig. Daher wurden verschiedene Wirkstoffe auf ihre Fähigkeit geprüft, die NK-Zellen zu aktivieren. Erfreulicherweise ergaben sich hervorragende Resultate für Vitamin C und ein Mistelpräparat. Beide lassen sich problemlos und kostengünstig einsetzen. Im Vergleich zum Ausgangsniveau führen sie zu einer vierfach höheren Aktivität.

Kann der Test aus irgendwelchen Gründen nicht durchgeführt werden, seien diese organisatorischer oder finanzieller Natur (die Kosten liegen bei über 100 €), so empfiehlt sich der Einsatz von Biobran®. Es hat sich in der

151

Vergangenheit für diesen Zweck sehr bewährt. Es mag nicht in jedem Fall der beste Wirkstoff sein, vollkommen falsch wird man damit allerdings so gut wie nie liegen. Erwachsene sollten mindestens 500 mg/Tag einnehmen.

Während es für ansonsten gesunde Menschen eher ein großes Ärgernis ist, häufiger an Infektionen zu erkranken, kann dies für alte und vorerkrankte Menschen eine gefährliche Entwicklung sein. Hier sollte entsprechende Sorgfalt auf diesen Punkt verwendet werden. Eine weitere Personengruppe verdient ebenfalls besondere Aufmerksamkeit: Krebspatienten deren Krankheit stabil ist (Stable disease) oder die nach der Therapie frei von Tumoren sind (Remission). Bei ihnen hängt sehr viel von einer guten NK-Funktion ab. Geht diese verloren, erhöht sich das Risiko für ein erneutes Aufflammen der Krebserkrankung. Noch ist es zu früh, um diesen Effekt mit Zahlen quantifizieren zu können, aber mit 1–2 Jahren Abstand werden die Statistiken mit allerhöchster Wahrscheinlichkeit zeigen, dass die Rezidivquote bei Tumorpatienten zugenommen hat. Von den Herstellern wurde dieser Aspekt in keiner Weise geprüft, Krebspatienten waren auch nicht Bestandteil der Zulassungsstudien; ihre Impfung ist zu 100 % experimentell.

TH1/2/17: Die Programmierung des Immunsystems ändert sich

Was zunächst kryptisch klingt, ist von großer praktischer Bedeutung und kann mit folgendem Phänomen in Zusammenhang stehen:

1. erhöhte Infektanfälligkeit
2. Reaktivierung alter Infekte
3. verstärkte Allergien
4. Aufflammen und Verschlechterung von Autoimmunerkrankungen
5. Verschlechterung psychischer Beschwerden.

Immunologie, die Lehre von der Funktionsweise unseres Immunsystems, ist ein kompliziertes Feld, eines der kompliziertesten in der Medizin. Das im Folgenden beschriebene Problem ist leider mit einer gewissen Komplexität verbunden. Wir wollen es möglichst kurz und einfach halten, aber am sinnvollsten ist es definitiv, sich hier an entsprechend erfahrene Therapeuten zu wenden.

Worum geht es? Unser Immunsystem lässt sich unterschiedlich gliedern. Einmal funktional – z.B. in angeborene und erworbene Abwehr. Erstere besitzen wir ein Leben lang und sie ist immer die erste Abwehrlinie, die aktiviert wird. Letztere lernt ständig dazu und ist verantwortlich für die Ausbildung einer Immunität gegen einzelne Erreger. Sie muss über Jahre entwickelt werden und nimmt im Alter bedauerlicherweise wieder ab. Eine weitere Unterteilung kann nach Art der Abwehrbestandteile vorgenommen werden. Hier gibt es die zelluläre Abwehr, die alle Immunzellen umfasst.

Und es gibt Abwehrproteine, die auch als humorale oder nicht-zelluläre Abwehr bezeichnet werden. Die wichtigsten Vertreter sind hier die Antikörper. Wir erhalten also eine Matrix des Immunsystems, die vier verschiedene Komponenten ausweist:

angeboren zellulär (z.B. Fresszellen)	*angeboren humoral (Komplement)*
erworben zellulär (z.B. T-Zellen)	*erworben humoral (Antikörper)*

Quelle: eigene Darstellung

Für eine gute Funktion ist es entscheidend, dass alle vier Bereiche harmonisch zusammenwirken. Einseitigkeit und/oder Dominanz eines Bereichs ist immer ungünstig und birgt zwei Risiken: Abwehrdefizite an der einen Stelle, und überschießende Reaktionen an der anderen. Man kann die Aktivität aller vier Bereiche labortechnisch bestimmen, indem man Zytokine und Chemokine misst. Dabei handelt es sich um Kommunikationsbotenstoffe des Immunsystems. Wir starten also sozusagen einen Lauschangriff und aus der abgehörten Kommunikation können wir schließen, ob und welche Teile des Immunsystems gerade aktiviert sind. Die entsprechenden Untersuchungen sind Zytokin-Profile, am gebräuchlichsten sind sogenannte Th1/2/17-Profile. Die verschiedenen Botenstoffe lassen sich den vier Bereichen zuordnen, sodass aus ihrer Verteilung auf die momentane Konfiguration des Immunsystems geschlossen werden kann:

angeboren zellulär	angeboren humoral
IL-17, TNF-α	C3C
erworben zellulär	erworben humoral
IL-2, IFN-y	IL-4, IL-6

Quelle: eigene Darstellung

Zudem gibt es noch Abwehrzellen, deren Aufgabe die Überwachung der anderen Abwehrkomponenten ist, gewissermaßen die Polizei der Polizei. Zu dieser Fraktion zählen vorrangig Regulatorische T-Zellen. Ihre Aktivität kann durch die Messung von IL-10 und TGF-beta bestimmt werden. Sind sie überaktiv, ist das Immunsystem gehemmt, sind sie zu wenig aktiv, kann das Immunsystem überschießen, z.B. in Form von Allergien oder Autoimmunprozessen.

Ein erfahrener Therapeut kann diese Zytokine messen und aus dem Ergebnis ableiten, ob Ungleichgewichte, Defizite, Dominanzsituationen oder Toleranzverlust vorliegt. Bei Impfgeschädigten werden vor allem diese Punkte gehäuft identifiziert:

- Durchgehend extrem niedrige Werte: Das Immunsystem ist funktional nahezu tot, erschöpft. Die einzelnen Komponenten mögen quantitativ ausreichend vorhanden sein, aber ihre Aktivität und Aktivierbarkeit ist sehr niedrig. Das ist der häufigste Befund.
- Toleranzverlust: Die Kontrollinstanzen (v.a. regulatorische T-Zellen) sind offline, es kommt zu unkontrolliert überschießenden Immunreaktionen (Mangel an IL-10, TGF-beta).

- Die angeborene zelluläre Abwehr (IL-17) überdreht, während die anderen Bereiche normal oder unteraktiv sind: Es kommt zu unproduktiven Entzündungsprozessen im Organismus mit umfangreichen Kollateralschäden.

Test	Ergebnis	Einheit	Normbereich		Vorwert	
Immunologie und Hämatologie						
TH1/2/17 Zytokinstatus						
TH1-Zytokine (T-Helfer-, zytotox. T-Zellen)						
Interferon-gamma	19	pg/ml	500 - 3000			
Interleukin-2	20	pg/ml	30 - 250			
TNF-alpha	81	pg/ml	135 - 2100			
TH2-Zytokine (T-Helfer-, B-Zellen)						
Interleukin-4	4,7	pg/ml	22 - 40			
Interleukin-6	213	pg/ml	4000 - 8500			
Interferon-gamma/IL4-Ratio	3,98	Quotient	30 - 60			
TH2-regulatorisch (antiinflammatorisch)						
Interleukin-10	19	pg/ml	175 - 4775			
TH17 (Granulozyten, chronisch)						
Interleukin-17	3,94	pg/ml	0 - 25			

Abbildung 55: Typisches Zytokin-Profil; zu sehen ist eine insgesamt vollkommen unzureichende Aktivität des Immunsystems
Quelle: Biovis

Die hier beschriebene Diagnostik ist äußerst anspruchsvoll – nicht was das Technische oder Finanzielle angeht (eine Vollblutprobe und ca. 60 € genügen), sondern was die Interpretation betrifft. Ein durchschnittlicher niedergelassener Arzt wird hier überfordert sein. Es empfiehlt sich auf die im Anhang aufgeführten Therapeutennetzwerke zurückzugreifen, die Wahrscheinlichkeit hier fündig zu werden ist deutlich höher.

Worin liegt nun der Vorteil dieser Untersuchung? Nun, es lassen sich strategische Konsequenzen ableiten, also wie eine Immuntherapie grundsätzlich aufgestellt werden müsste:

- Liegt eine Erschöpfung vor, müssen ganz generell eher immunstimulierende Therapien und Wirkstoffe eingesetzt werden. Gleichzeitig sollten bereits geringste Anzeichen einer Infektion ernst genommen und frühzeitig eingegriffen werden, statt wie gewohnt erst einmal abzuwarten.
- Sind im Gegenteil überschießende Aktivitäten oder Toleranzverlust feststellbar, wäre eine Immunstimulation grundverkehrt, stattdessen müssten entzündungshemmende und vielleicht sogar immunsuppressive Medikamente eingesetzt werden.
- Überschießende Antikörper müssen in Richtung Autoimmunreaktionen weiter abgeklärt werden (siehe „Autoimmunität & Silent inflammation").

Im Falle einer funktionalen Erschöpfung können mit dem gleichen Verfahren, das zur Diagnose verwendet wurde, auch immunstimulierende Wirkstoffe auf ihre Effektivität getestet werden. Man wiederholt die Zytokinmessung nach Zugabe des jeweiligen Wirkstoffs zur Zellkultur und kann so im Vorfeld die erfolgversprechendsten Kandidaten identifizieren. Entsprechende Untersuchungen werden häufig als Th1/Th2-Zellspots bezeichnet und beispielsweise vom Labor GanzImmun angeboten. Extrem wichtig ist aber die Ausschaltung und Elimination von Faktoren, die das

Immunsystem in seiner Funktion beeinträchtigen können. Dazu zählen insbesondere:

- Silent inflammation: Subakute, anhaltende Entzündungsprozesse (siehe hierzu das folgende Kapitel)
- Radikalenstress bzw. Mangel an Antioxidantien (insbesondere Thiole wie NAC und Vitamin C)
- Mitochondriopathie: Diese Zellorganellen besitzen eine Schlüsselposition im Zellstoffwechsel. Ist ihre Funktion beeinträchtigt können die betroffenen Zellen ihre Aufgaben nicht wahrnehmen (siehe Kapitel „9. Mitochondriopathie")
- Zur Abklärung von Radikalenstress und Mitochondrienfunktion vgl. Abbildung 80, S. 237
- Endotheliitis (siehe „Chronische Endothel-Entzündung", S. 207)

Ferner können verschiedene Wirkstoffe eingesetzt werden, die sich in der Vergangenheit als Immunstimulans bewährt haben. Eine Auswahl zeigt die folgende Übersicht:

Beispiele möglicher Immunstimulantien

Wirkstoff / Präparat	Dosis
Vitalpilze[78]	2x1
BIC Immune[112]	1x1
Biobran	2x500 mg/d
Mariendistelextrakt[79]	1-2x500 mg/d
5-HTP	2x500 mg/d
Colostrum[80]	2x600 mg/d

Abbildung 56: Beispiele häufig verwendeter immunstimulierender Präparate und Wirkstoffe
Quellen/Hersteller siehe Fußnoten

Ebenfalls gute Resultate werden auch immer wieder mit der Mikroimmuntherapie erzielt. Hierbei handelt es sich um eine Reiztherapie, bei der Mikrodosen von Zytokinen und anderen Botenstoffen oral verabreicht werden, um spezifische Modulationen des Immunsystems einzuleiten. Diese Therapie ist aber komplex und sollte bei speziell geschulten Therapeuten durchgeführt werden. Informationen und Praxen finden sich unter www.mikroimmuntherapie.com.

Interferone (abgekürzt IFN) sind Proteine des Immunsystems, die ein dreifaches Aufgabenspektrum besitzen:

- Stimulation weiterer Bestandteile des Immunsystems (insbesondere der zellulären Abwehr: Th1-Lymphozyten, Killerzellen, Natürliche Killerzellen und Makrophagen)
- Abwehr von Viren und Zerstörung virusinfizierter Zellen
- Bekämpfung von Krebszellen

Ihren Namen erhalten die Interferone aus dem lateinischen („interferre"), wörtlich „eingreifen, sich einmischen". Die Zytokine der Interferonklasse besitzen herausragende Bedeutung, wenn es um Viren und Krebs geht. Gerade in der sehr frühen Phase eines viralen Infekts, noch bevor die Zellen des Immunsystems in relevantem Umfang eingreifen können, sind sie in der Lage die Virusvermehrung entscheidend zu hemmen und so einen ungünstigen Infektionsverlauf mit hoher Viruslast zu verhindern. Gelingt dies nicht, droht ein ungünstiger Verlauf, Beispiel Covid-19: Es kann zur systemischen Ausbreitung des Virus im Körper (Virämie) mit Multi-Organbeteiligung kommen, inklusive einer dann überschießenden Immunreaktion (Hyperinflammation). Ob es gelingt, eine Virusinfektion früh, schnell und effektiv zu bekämpfen, hängt wesentlich von der Fähigkeit unserer Zellen ab, Interferone zu bilden. Ein ähnliches Bild ergibt sich beim Schutz vor Krebs. Interferone besitzen auch hier eine Schlüsselstellung. Sie aktivieren etwa Krebs-Schutz-Gene (BRCA1/2, p53) und können Krebszellen dazu zwingen Selbstmord zu begehen (Apoptose). Viele Tumore sind sehr gut darin, sich mit einem Schutzmantel zu umgeben, der sie vom Immunsystem abschirmt. Man kann sich das vorstellen wie eine Art Tarnkappe oder Stealth-Technologie. Interferone können diese Tarnkappe wegziehen und den Krebs wieder für die Abwehrzellen sichtbar machen. Mehr noch, Interferone setzen Killerzellen (sowohl T- als auch NK-Killerzellen) aktiv auf die Krebszellen an. Ob und in welchem Umfang ein Krebspatient Interferone bilden kann, ist ein wichtiger prognostischer Faktor. Je weniger, desto geringer fallen die Überlebenschancen aus. Interferone sind hier so wichtig, dass ihre therapeutische Gabe bei bestimmten Krebsarten mittlerweile eine etablierte Vorgehensweise ist.

So viel zur Bedeutung der Interferone. Nun zu ihrer Rolle bei der Corona-Impfung. Erste Verdachtsmomente, dass hier etwas ganz und gar nicht Gutes vor sich gehen könnte, gab es wenige Monate nach Beginn der Impfkampagne. Forscher untersuchten und verglichen die Art und Weise, wie das Immunsystem auf eine Infektion mit SARS-CoV2 bzw. auf die Impfung reagiert.[81] Einer der auffälligsten Unterschiede: Während die natürliche Infektion zu einer starken Interferon-Bildung führt, wird diese durch die Impfung unterdrückt. Dies ist eine weitere Erklärung für die häufig zu beobachtende Reaktivierung bereits vor der Impfung vorhandener, latenter und chronischer Infekte (Stichwort Gürtelrose). Nun könnte man meinen, es handle sich bei diesem Effekt um ein kurzfristiges Geschehen direkt nach der Impfung, das sich nach einiger Zeit wieder von selbst beruhigt. Weit gefehlt. Neuere Untersuchungen belegen, dass unsere Abwehrzellen einer tiefgreifenden Umprogrammierung unterzogen werden, bis hinunter auf die genetische Ebene. Einer der weltweit führenden Mediziner im Bereich Erforschung und Behandlung von Covid-19, Peter McCullough, veröffentlichte im Januar 2022 eine bahnbrechende Arbeit, die das Ausmaß des Problems verdeutlicht.[82] Geimpfte Zellen, also alle Zellen, die Impf-mRNA aufgenommen haben, beginnen im Anschluss mit der Bildung von Exosomen (vgl. Kapitel

Shedding ist real, S. 122). Diese enthalten außer dem Spike-Protein auch miRNA (Micro-RNA). Ohne hier allzu tief in die molekularbiologischen Details einzusteigen: Dabei handelt es sich um eine spezielle RNA-Variante, deren Aufgabe es nicht ist, für irgendwelche Strukturen zu kodieren und Proteine zu bauen. Nein, diese RNA hat einen anderen Zweck, nämlich die Aktivitätssteuerung unserer Gene (Genexpression). Mittels miRNA kann unser Organismus bestimmte Gene an- oder abschalten. Die von den geimpften Zellen produzierte miRNA löst v.a. zwei Effekte aus. (1) Schaltet sie Interferone und ihre Signalwege ab, (2) schaltet sie unspezifische Entzündungssignalwege an. Folge: Die hocheffektiven und so wichtigen Interferone fallen aus, während unproduktive, potenziell eher schädliche Entzündungsreaktionen zunehmen. Ersteres bringt dramatische Risiken in den Bereichen Viren- und Krebsabwehr mit sich, letzteres belastet das Immunsystem zusätzlich und fördert durch Silent inflammation zudem die Bildung von Freien Radikalen. Immer mehr Fallschilderungen von „Turbokrebs" tauchen mittlerweile auf, in denen bei Krebspatienten nach Gabe der Corona-Impfstoffe das Krebsgeschehen geradezu explodiert.[83] Es ist für diese Personen daher dringend angeraten, im Anschluss an die Impfung aktives Monitoring zu betreiben, z.B. durch Messung der individuell bekannten Tumormarker. Unabhängig von der speziellen Situation bei Krebs, ist es mit Blick auf die Wiederherstellung einer guten Immunfunktion entscheidend, das Interferonsystem wieder in Gang zu setzen. Zunächst einmal sollten Interferone im Labor bestimmt werden, um ein etwaiges Defizit zu erkennen. Dies kann im Rahmen eines

umfangreicheren Zytokinprofils geschehen (vgl. Abbildung 55, S. 156),
Interferon Gamma (IFN-y) kann aber auch als Einzelwert bestimmt werden.
Bei niedrigen oder zu niedrigen Werten gilt es dann Gegenmaßnahmen
einzuleiten.

.

6. Autoimmunität & Silent inflammation

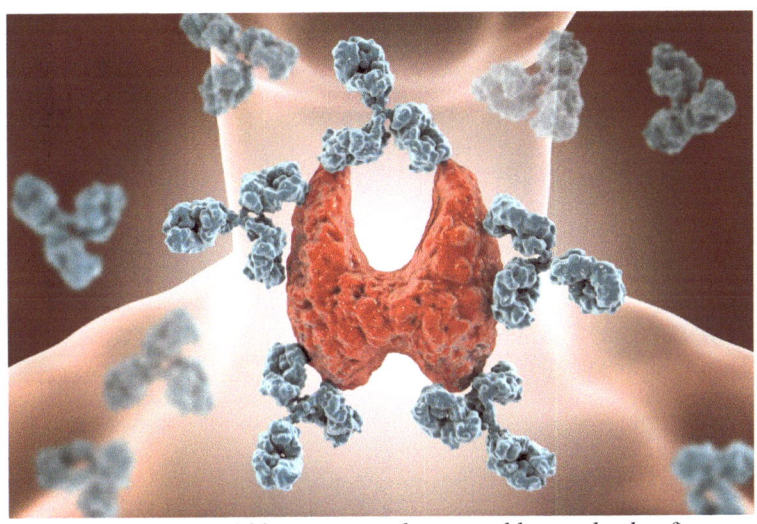

Abbildung 57: Schilddrüsenentzündungen zählen zu den häufigsten
Autoimmunerkrankungen
Bildquelle: shutterstock.com/Kateryna Kon

Wir kommen hier zu einem der größten Probleme, von denen Impfgeschädigte betroffen sein können. Es ist gleichzeitig die Art von Veränderung im Körper, mit den langfristigsten Auswirkungen. Alles bisher besprochene, die akuten toxischen Effekte, Mikrothromben, die Mitochondrienschädigung oder die Schwächung des Immunsystems sind temporär. Sie lassen sich recht passabel behandeln und werden im Erfolgsfall nach einigen Monaten verschwunden sein.

Anders die Lage hier: Autoimmunerkrankungen bleiben in der Regel ein Leben lang. Es handelt sich hier in den meisten Fällen um irreversible Erkrankungen, bei deren Behandlung das bestmögliche Ergebnis ein Stillstand ohne Voranschreiten ist. Es kristallisiert sich heraus, dass die Genimpfungen enormes Potenzial besitzen, Autoimmunerkrankungen hervorzurufen, häufig auch leider in Kombination. Das bedeutet, es kommt nicht nur zur Ausbildung *einer* Autoimmunerkrankung, sondern es entstehen *mehrere gleichzeitig*. Sollten sie nach der Impfung anhaltende gesundheitliche Probleme entwickeln, ist die Abklärung autoimmuner Prozesse von enormer Bedeutung und vielleicht die wichtigste Untersuchung überhaupt. Bevor wir in die Details einsteigen einige Hinweise:

- Die Abklärung der verschiedenen, im Folgenden aufgeführten Autoreaktionen, wird ihren Hausarzt vor nicht geringe Herausforderungen stellen. Es kann durchaus notwendig werden Spezialisten hinzuzuziehen.
- Sie werden es nicht leicht haben, überhaupt Gehör zu finden und an die Diagnostik zu kommen. Autoimmunerkrankungen stehen nicht im Beipackzettel der Impfung, die ja generell nach offizieller Lesart kaum und wenn nur marginale Nebenwirkungen hat („Es gibt keine Langzeitschäden"). Wechseln sie in diesem Fall schleunigst ihren Arzt, denn für alles, was ab sofort kommt, ist er dann der falsche Ansprechpartner.

- Die Erkenntnislage zu diesem Thema ändert sich laufend, primär in dem Sinn, dass ständig neue Autoreaktionen entdeckt werden und hinzukommen. Dieses Kapitel erhebt daher keinen Anspruch auf Vollständigkeit, vielmehr gibt es den aktuellen Wissensstand zum Zeitpunkt der Erstellung dieses Werkes an. Es werden in der Zukunft mit Sicherheit noch weitere Probleme zu den hier genannten hinzukommen.

Auto-Reaktivität der Spike-Antikörper

Das erste (und wohl auch häufigste) Problem, dem wir uns zuwenden wollen, entsteht durch die Impfantikörper selbst. Ja, bereits die Antikörper, deren Bildung primäres Ziel der Impfung ist, stellen ein ernstes Problem dar. Das bedeutet umgekehrt, dass jede erfolgreiche Impfung automatisch ein potenzielles Autoimmun-Problem darstellt. Klingt verwegen, ist aber Stand der Wissenschaft. Hintergrund ist die Tatsache, dass das Spike-Protein von SARS-CoV2 enorme Ähnlichkeit mit körpereigenen Strukturen besitzt. Inwieweit das dem Zufall oder einem entsprechenden Design geschuldet ist, soll an dieser Stelle nicht diskutiert werden. Fakt ist, diese Ähnlichkeit ist gegeben. Damit besteht immer ein latentes Risiko, dass sich Antikörper gegen das Spike-Protein auch gegen körpereigene Strukturen richten. Dieser Umstand wurde auch bereits im Detail wissenschaftlich untersucht und die entsprechenden Erkenntnisse publiziert. Allein – es wird nicht rezipiert. Es ist im Gegenteil so, als hätten diese Forschungen nie stattgefunden. Seitens der Hersteller wurde im Rahmen der Zulassungsstudien gar nicht untersucht, ob die Impfung Effekte in dieser Richtung entfaltet. Es ist erstaunlich, dass eine experimentelle Gentherapie, die auf das Immunsystem zielt, nicht dahin gehend geprüft wurde. Vojdant et al.[84] konnten durch detaillierte Messungen zeigen, welche körpereigenen Strukturen vor allem betroffen und Opfer der Autoreaktion sind:

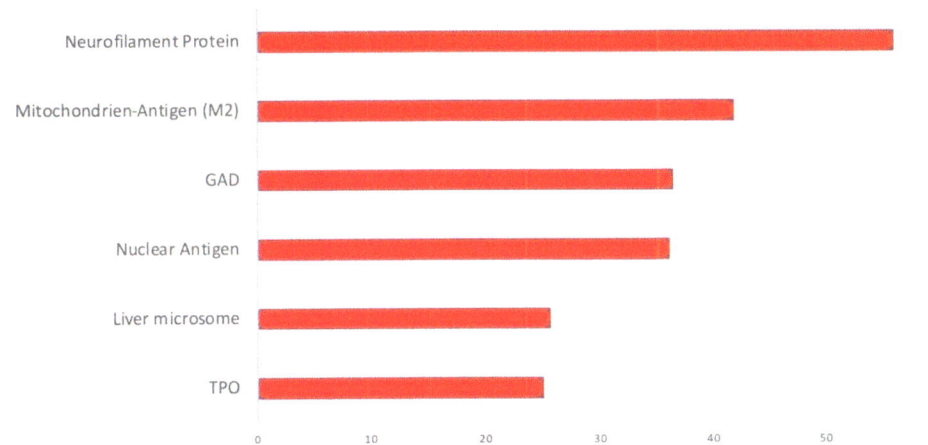

*Abbildung 58: Autoreaktivität von Spike-Antikörpern (Angaben in %
der Reaktionsstärke gegen das Spike-Protein)
Quelle: Vojdant et al.[84]*

Die etwas kryptischen Begriffe stehen dabei für folgende Komponenten:

- **Neurofilamente**: Das Zellskelett unserer Nervenzellen – es ist u.a. entscheidend für die Versorgung der Nervenzellen, die Aufrechterhaltung der Nervenverknüpfungen sowie die Erregungsleitung im Nervensystem.

- **M2-Mitochondrien-Antigen**: Die Mitochondrien sind die Kraftwerke unserer Zellen und entscheidend an der Genregulation sowie der Regulation des Zellzyklus beteiligt; M2-Antikörper treten üblicherweise bei autoimmunen Lebererkrankungen (z.B. Leberzirrhose) oder Lupus respektive Sklerodermie auf. Letztere sind schwere Autoimmunerkrankungen.

- **GAD**: Die Glutamat-Decarboxylase ist ein Enzym das Glutamat zu GABA abbaut – u.a. eine wichtige Reaktion im Gehirnstoffwechsel, da überschüssiges Glutamat toxisch für die Nervenzellen ist.

- **Nuclear Antigen**: Der Zellkern unserer Zellen; Antikörper gegen den Zellkern sind klassische Allgemein-Marker für Autoimmunerkrankungen.

- **Liver microsome**: Bestandteile der Leberzellen die v.a. Entgiftungsenzyme enthalten.

- **TPO**: Die Thyreoperoxidase ist das Schlüsselenzym bei der Produktion von Schilddrüsenhormonen. TPO-Antikörper finden sich regelmäßig bei autoimmuner Thyreoditis (Schilddrüsenentzündung), klassisch bei Hashimoto.

Besonders tückisch ist der Angriff auf die Mitochondrien. Wie wir gesehen haben, leiden diese bereits unter der akuten toxischen Wirkung des Spike-Proteins.

Zu diesen akuten Schäden kommen nun langfristige hinzu. Je nachdem, mit welcher Intensität diese Autoreaktion abläuft, wäre es denkbar, dass das Immunsystem die Mitochondrien in gleichem oder höherem Tempo zerstört, mit dem sie neu gebildet werden können. Dies wäre ein Wettlauf, der so nicht zu gewinnen ist, die resultierende Mitochondriopathie wäre hochgradig therapieresistent. Leider lässt sich dieses Phänomen vermehrt bei Impfgeschädigten nachweisen. Ein weiteres Problem stellt sich in der Diagnostik: Bei herkömmlichen Autoimmunerkrankungen lassen sich spezifische Autoantikörper nachweisen und die Situation damit schnell und eindeutig klären. Hier sind aber nicht spezifische Autoantikörper am Werk – das Problem sind die Spike-Antikörper mit ihrer hohen Fehlerquote. Fatalerweise ist es daher möglich, dass ein Arzt auf die üblichen Autoantikörper prüft und nichts findet – damit wird dieses Thema für den Patienten ausgeschlossen. Umgekehrt lässt sich aber aus dem Vorhandensein von Spike-Antikörpern (Titer nach Impfung, also Konzentration der IgG-Antikörper gegen das Spike-Protein) nicht automatisch auf Autoimmunität schließen – die Antikörper *können*, aber *müssen* nicht, autoreagieren. Für die Betroffenen eine fatale Konstellation: Weder bekommen sie so die richtige Diagnose noch die adäquate Therapie. Vielmehr steigt die Wahrscheinlichkeit, dass ihre Beschwerden als psychosomatisch eingestuft werden.

Das bringt uns zur Frage, wie man dieses Phänomen überhaupt diagnostisch nachweisen kann. Glücklicherweise steht hier mittlerweile ein geeignetes Werkzeug zur Verfügung. Entwickelt wurde es unter Federführung von Prof. Dr. Brigitte König beim MMD-Labor in Magdeburg. Die Grundidee ist bestechend einfach, die Durchführung aber rein technisch gesehen anspruchsvoll und komplex. Das Verfahren nennt sich „ATP-Leistungstest auf Seren" und funktioniert folgendermaßen:

1. Aus einer Blutprobe des Patienten werden zwei Komponenten isoliert: Einmal die Mitochondrien aus den Blutzellen und zum anderen das Plasma (Blutbestandteile ohne Zellen).

2. Die Mitochondrien werden einem Leistungstest unterzogen, die Werte werden protokolliert.

3. Nun wird zu den Mitochondrien das Plasma des Patienten hinzugegeben; anschließend wird der BHI wiederholt.

4. Fallen die Leistungswerte der Mitochondrien signifikant ab, müssen entsprechend reaktive oder toxische Faktoren im Plasma des Patienten vorhanden sein.

Bei der Mehrzahl der Impfgeschädigten fällt dieser Test positiv aus, die Frage ist eher in welchem Ausmaß. Im Extremfall sinkt die Leistung der Mitochondrien auf null. Da wundert es dann wenig, wenn die Betroffenen über massivste Erschöpfung klagen. Ebenso wenig verwundert es, dass die konventionelle medizinische Abklärung hier vollkommen ins Leere läuft. Klassische Blutuntersuchungen und bildgebende Verfahren können diesen Sachverhalt nicht abbilden. Patienten erhalten nach Abschluss der Routinediagnostik das Ergebnis „Ohne Befund" und damit nicht nur nicht die richtige Diagnose, sondern gar keine. Während also die subjektive Krankheitslast enorm ist, wird diese gleichzeitig vom medizinischen System nicht anerkannt. Dies allein stellt bereits eine enorme Belastung für die Betroffenen dar.

Abklärung autoimmuner Mitochondrienschädigung

	ohne	Serum	
	Persönliche Wert	Persönliche Wert	Zielwert (optimal)
Bioenergetischer Gesundheitsindex (BHI)	1,17	0,00	>2,5
Mitochondriale Bioenergetik			
Kopplungseffizienz in %	86,91	76,75	100
Reserveatmungskapazität in %	114,68	0,00	>400

Abbildung 59: Mitochondrienstatus (BHI) vor und nach Zugabe von Patientenserum
Quelle: MMD Labor

Das obige Beispiel zeigt:

1. Bereits in der ersten Messung (nur Mitochondrien) deutlich verminderte Leistungswerte (25 % der gesunden Maximalleistung), es besteht definitiv eine Mitochondriopathie.

2. Eine dramatische Verschlechterung nach Zugabe von Patientenserum, es besteht also zusätzlich eine massive autoreaktive Schädigung der Mitochondrien.

Die Befundlage ist nun klar, die Frage ist, was auf Basis dieser Erkenntnisse zu tun ist. Fakt ist, das Blut des Patienten ist toxisch und muss in der ein oder anderen Form gereinigt werden. Hierzu stehen sowohl medikamentöse als auch apparative Verfahren zur Verfügung. Medikamentös sind dies Immunsuppressiva (Wirkstoffe die Teile oder das gesamte Immunsystem hemmen), apparativ die Plasmapherese (eine Blutwäsche, bei der u.a. Antikörper aus dem Blut entfernt werden können). Diese werden in vielen Fällen wirken und Linderung verschaffen. Allerdings gibt es einige unbekannte Größen in dieser Gleichung: Welches Verfahren bzw. welche Kombination an Verfahren ist im Einzelfall am besten? Wie oft und wie lange müssen diese Interventionen eingesetzt werden? Wie schnell werden die Spike-Antikörper nachgebildet? Zumindest hinsichtlich der letzten Frage haben wir bereits einige Informationen. Wie sich herausstellt, sind die Impfungen bei Weitem nicht so effektiv wie ursprünglich angepriesen. Gab es im Frühjahr noch enthusiastische Pressemeldungen seitens der Hersteller, staatlichen Akteuren und diverser Politiker, dass die Impfung wahrscheinlich lebenslang einen 95 %igen Schutz gewährleisten werde, sind die mittlerweile vorhandene Erfahrungswerte äußerst ernüchternd. Nach bereits 4 Monaten tendiert die Schutzwirkung der Impfungen gegen null. Das bedeutet gleichzeitig, dass der Titer, also die Konzentration der Spike-Antikörper, extrem niedrig wird. Es wäre also denkbar, dass nach dieser Zeitspanne das Problem von selbst verschwindet. Eine spannende Frage wird sein, ob und in welchem Umfang die Spike-Antikörper bei einem erneuten Kontakt mit SARS-CoV2 (oder anderen Coronaviren) erneut gebildet werden. Sollte dies in größerem Umfang geschehen, würden die Betroffenen jedes Jahr in der Erkältungssaison mit hoher Wahrscheinlichkeit einen Rückfall mit deutlicher Verschlechterung ihrer Beschwerden erleben. Die Gegenmaßnahmen müssten dann vermutlich jährlich wiederholt werden. Hier wird noch einiges an Detektivarbeit zu leisten sein, um einen klaren Handlungsrahmen abzustecken.

Der grobe Ablauf sähe so aus:

1. Initialer Nachweis autoreaktiver Spike-Antikörper (BHI mit Serumtest von MMD). Falls positiv,

2. Bestimmung der Konzentration von Spike-Antikörpern (Titer der IgG-AK), dann

3. medikamentöse oder apparative Intervention, anschließend

4. erneute Messung der Spike-AK.

5. Sobald diese auf ein minimales Niveau abgesunken sind, Beendigung der Maßnahmen.

Was Betroffene in jedem Fall meiden müssen wie der Teufel das Weihwasser, ist eine erneute Impfung (Booster)!

Anti-Inflammation bedeutet schlicht den Einsatz entzündungshemmender Werkzeuge, meist entsprechender Medikamente. Diese unterscheiden sich einmal bezüglich ihrer Wirkungsweise – nicht jeder Entzündungshemmer hemmt die Art von Entzündung, um die es im Einzelfall geht. Zum anderen auch bezüglich ihrer Wirkstärke. Wir haben bei Silent inflammation bereits einige der einschlägigen Helfer kennengelernt. Weitere, häufig eingesetzte Wirkstoffe sind NSAR – bekannte Vertreter sind Ibuprofen, Voltaren und Diclofenac. NSAR hemmen die Bildung von Prostaglandinen, was eine zusätzliche schmerzstillende Wirkung vermittelt. Leider decken NSAR viele der Entzündungstypen, um die es für Impfgeschädigte geht, nicht oder nur unzureichend ab. Deshalb ist ihr Einsatz eher weniger hilfreich und sollte, wenn, dann im Sinne einer Schmerztherapie erfolgen. Für Entzündungen sind diese Kandidaten besser geeignet:

1. Polyphenole, insbesondere EGCG, Resveratrol und Apigenin. Zumindest die ersten beiden lassen sich in besonders schweren Fällen auch intravenös zuführen; gerade direkt nach der Impfung für viele eine sinnvolle Maßnahme. Ansonsten kann auf Nahrungsergänzungsmittel zurückgegriffen werden, Kombinationspräparate bieten sich für die meisten Zwecke an.[76]

2. Zahlreiche Mikronährstoffe und Pflanzenextrakte können ebenfalls hilfreich eingesetzt werden. Ein sehr schönes und breit aufgestelltes Präparat ist hier Silent Immun.

3. Auch Curcumin besitzt starke entzündungshemmende Eigenschaften, ist aber aufgrund seiner katastrophalen Bioverfügbarkeit schwieriger in der Einnahme. Infusionen sind verfügbar aber teuer (> 150 €/Infusion). Alternativ kann auf liposomales Curcumin zurückgegriffen werden. Zubereitungen mit Piperin in Pulverform sind am wenigsten effektiv.

4. Wer sich mit der Einnahme von Kapseln schwer tut, Infusionen fürchtet oder für den Fall, dass diese Instrumente nicht ausreichen, kann sich mit Cortisol behandeln lassen. Obwohl man es in der Regel vermeiden möchte, hat es in dieser Situation seine Berechtigung, bei manchen wird es sogar die bestmögliche Verschreibung sein.

WIRKSTOFFE	VORTEILE	NACHTEILE
POLYPHENOLE & PFLANZENEXTRAKTE	*natürlich, sehr gut verträglich*	*oral nur mittlere Stärke, intravenös aufwändig*
CURCUMIN	*natürlich, hohe Wirksamkeit, relativ gut verträglich*	*schlechte Bioverfügbarkeit, intravenös aufwändig*
GLUCOCORTICOIDE (CORTISOL)	*günstig, einfache Einnahme, starke Wirkung*	*zahlreiche Nebenwirkungen, v.a. bei längerer Einnahme*
ASS (ASPIRIN)	*doppelte Funktion wegen Schutz vor Thrombosen, günstig und einfach*	*Verträglichkeit nur mittelmäßig, v.a. bei dauernder Einnahme; nur schwache Entzündungshemmung*

Abbildung 66: Übersicht häufig eingesetzter entzündungshemmender Wirkstoffe

Der Einsatz von Aspirin und Cortisol besitzt dabei doppelten Charme. Ersteres macht rund um die Impfung extrem viel Sinn, um Thrombosen und Embolien vorzubeugen – die ja häufige Nebenwirkungen sind (Symptomfreie Mikrothromben! D-Dimer messen statt auf Beschwerden warten). Letzteres ist bei Long-Covid-Patienten und auch bei Impfgeschädigten häufig ein Problem für sich. Durch verschiedene Mechanismen schafft es SARS-CoV2, respektive das Spike-Protein, den Cortisolhaushalt zu schädigen. Noch sind die entsprechenden Abläufe nicht ausreichend verstanden, wohl aber die möglichen Effekte: Zum einen kann sich eine Art Cortisolresistenz entwickeln, zum anderen eine verminderte Freisetzung dieses Hormons. Die Kombination wäre der Maximalschadensfall: Weniger Cortisol, das schlechter wirkt. Dies ist einer der Gründe, warum Virus und/oder Impfgeschädigte (besonders unglückliche haben beides hinter sich) häufig sehr gut auf Cortisol ansprechen. Da Cortisol gleichzeitig ein sehr potenter Entzündungshemmer ist, ohne das Immunsystem komplett auszuknocken wie viele der Immunsuppressiva, wird es für viele eine gute Wahl sein. Es ist individuell abzuwägen, ob man das potentere, synthetische Dexamethason bevorzugt oder das bioidentische, aber schwächere Hydrocortison. Auch bezüglich der Dosierung muss individuell die optimale Dosis gefunden werden. Es können teilweise geringe Mengen genügen (<10 mg), es können aber auch deutlich dreistellige mg-Dosen erforderlich werden. Zudem wird es gerade am Anfang sinnvoll sein, mehrere der genannten Werkzeuge zu kombinieren. Ein Einnahmeprotokoll könnte so aussehen:

Kombinierte Therapie zur Entzündungshemmung

WIRKSTOFFE/PRÄPARAT	*DOSIS PRO TAG*
POLYPHENOLE76	*anfangs 3x6 Kapseln, dann 3x3*
SILENT IMMUN95	*anfangs 3x3 Kapseln, dann 2x3*
CURCUMIN	*2x100 mg/d*
DEXAMETHASON	*2x4 mg, steigern nach Bedarf*
ASS	*100 mg/d*

Abbildung 67: Kombinationstherapie zur Entzündungshemmung

AUTO-ANTIKÖRPER UND AUTOIMMUNERKRANKUNGEN

Eine weitere Spielart der Autoimmunität ist die Entstehung völlig neuer Autoantikörper, die nicht mehr auf den Spike-AK basieren. Offensichtlich triggern die Genimpfungen das Immunsystem massiv, körpereigene Strukturen anzugreifen. Es ist auch leicht nachvollziehbar, warum dem so ist. Wie wir gesehen haben (vgl. „Einbau des Spike-Proteins in die Zellmembran") werden die Zellen gezwungen, das Spike-Protein in ihre Zellwand einzubauen. Dadurch wird das Spike-Protein zu einem Bestandteil körpereigener Strukturen – und das Verwechslungsdrama nimmt seinen Lauf. Immunzellen greifen die Zellen mit dem Impf-Spike in ihrer Membran an und verarbeiten die Trümmerteile dann weiter.

Tückisch: Auf Basis dieser Trümmerteile wird nun eine Immunität aufgebaut. Da die Trümmerteile aber eine gehörige Portion körpereigener Strukturen enthalten, entstehen hier beachtliche Risiken. Diese werden noch durch einen weiteren Umstand verschärft: Nur ein Teil der von den geimpften Zellen produzierten Spikes werden in die Zellwand eingebaut. Ein anderer Teil wird über Exosomen in den Körper ausgeschüttet oder reichert sich in Zellorganellen an. Diese freien Spikes können an diverse körpereigene Strukturen andocken und damit neue Ziele für das Immunsystem generieren. Beide Varianten – Zellwand und freie Spikes – tragen das Risiko in sich, eine autoreaktive Antwort des Immunsystems entstehen zu lassen. Es ist zudem Stand der Wissenschaft, das Covid-19 zur

Entstehung von Autoimmunerkrankungen führen kann – dieser Effekt wurde mittlerweile weltweit beobachtet und vielfach publiziert. Unter anderem wurden folgende Autoimmunerkrankungen im Anschluss an eine Covid-Erkrankung beobachtet:[85]

- **ITP** (Immun-thrombozytopenische Purpura): Das Immunsystem greift die eigenen Blutplättchen (Thrombozyten) an und zerstört sie. Folge: Ihre Anzahl nimmt rapide ab, was Blutungen begünstigt, da die Blutstillung so massiv geschwächt wird. Bei Geimpften sollte daher zeitversetzt überprüft werden, ob sich anhaltend niedrige Blutplättchen im Blutbild zeigen.

- **Guillian-Barré-Syndrom (GBS)**: Hier greift das Immunsystem Nerven an, die vom Rückenmark in den Körper führen (Spinalnerven); konkret nicht die Nerven selbst, sondern ihre Hülle (Myelinscheide). Die entstehenden Schäden behindern die Signalübertragung der Nerven und führen zu Lähmungserscheinungen. Teilweise müssen die Patienten beatmet werden, da auch die Atemmuskulatur betroffen sein kann. Durch Einsatz von speziellen Immunglobulinen und/oder Plasmapherese kann die Krankheit in der Regel gestoppt werden. Es dauert jedoch Monate, bis sich die Schäden zurückbilden, teilweise sind sie irreversibel. GBS ist mittlerweile eine anerkannte Nebenwirkung der Corona-Impfung.

- **Antiphospholipid-Antikörper**: Diese Autoantikörper führen zur Aktivierung des Gerinnungssystems. Folge ist das vermehrte Auftreten von Gerinnseln – Thrombosen und Embolien. Diese führen zu den üblichen Phänomenen: Lungenembolie, Herzinfarkt, Schlaganfall, Niereninfarkt, Darminfarkt, Beinvenenthrombose. Bei Schwangeren kann es zum Fruchttod führen, wenn die Plazenta betroffen ist. Leider verlaufen nicht wenige dieser Notfälle symptomlos, die betreffenden Organe werden so wiederholt geschädigt, ohne dass das Problem erkannt wird. Diese Schäden summieren sich, und schließlich kann bereits ein kleines Gerinnsel zum kompletten Organversagen führen. Betroffene müssen gerinnungshemmende Medikamente einnehmen – in der Regel ein Leben lang. Das reduziert zwar das Risiko für die genannten Notfälle, führt aber gleichzeitig zu einer verstärkten Blutungsneigung. Dies kann bei Unfällen oder operativen Eingriffen ein Problem darstellen. Das Phänomen ist gut zu diagnostizieren, die spezifischen Autoantikörper lassen sich einfach und schnell durch eine Blutuntersuchung identifizieren.

- **Kawasaki-Syndrom**: Hier kommt es zu einer Entzündung in den Gefäßen, die bei den meisten akut-fiebrig verläuft und spontan abklingt. Risiken bestehen vor allem in einer akuten Schädigung des Herzens (Myokarditis, Gefäßruptur, Herzversagen, etc.). Die Diagnosestellung ist etwas knifflig und basiert auf dem klinischen

Bild, einer Kombination aus Labortests und bildgebenden Untersuchungen des Herzens.

Es war bereits relativ früh klar, warum Covid-19 die Fähigkeit besitzt derlei Autoimmunerkrankungen auszulösen: die hohe Ähnlichkeit zwischen SARS-CoV2-Bestandteilen und gesunden Körperstrukturen. Genauer gesagt, handelt es sich bei diesen Bestandteilen vor allem um ein Protein: das Spike-Protein. Es ist zugleich verblüffend und erschütternd, dass vor dem Hintergrund dieser Erkenntnisse niemand auf die Idee kam, das Impf-Spike könnte ähnliche Probleme verursachen. Die Hersteller der Impfstoffe haben in ihren Zulassungsstudien konsequent vermieden, nach den aufgeführten Autoreaktionen zu suchen. Das Minimum wäre gewesen, bei den Studienteilnehmern ein Antikörperprofil anzufertigen, dass die üblichen Verdächtigen enthält. Fehlanzeige. Erschwerend kommt die Studiengröße hinzu: Die Anzahl der Probanden (speziell in den Kinderstudien) war viel zu klein, um Autoimmunerkrankungen durch gehäuftes Auftreten festzustellen. Da die Phase-III-Studien zudem vorzeitig beendet wurden (Entblindung und Impfung der Kontrollgruppen), fehlt auch die Möglichkeit durch Langzeitbeobachtungen diese Probleme zu detektieren. Mit einem Wort: Es ist ein totales Fiasko.

Die Dimension der Thematik wird klar, wenn man die Häufigkeit betrachtet mit der Auto-Antikörper bei Patienten auftreten, die eine schwere Covid-19-Erkrankung durchgemacht haben. Diese Gruppe ist deswegen spannend, weil bei einer schweren Ausprägung das Virus, und damit das Spike-

Protein, in den gesamten Körper gelangen. Bei milden oder mittleren Verläufen ist das nicht der Fall. Nur schwere und komplizierte Verläufe sind in der Lage, den Körper in ähnlichem Ausmaß mit Spike-Proteinen zu fluten wie die Impfung. Eine Stichprobe bei Genesenen ergab, dass 69 % positiv auf einen oder mehrere Auto-Antikörper testeten.[86] Geimpfte mit schweren und/oder anhaltenden Beschwerden *müssen* deshalb gründlich auf das Vorliegen von Autoimmunerkrankungen untersucht werden. Die folgende Tabelle gibt einen Überblick, welche Laborwerte hier eingesetzt werden sollten, was sie bedeuten und wie die therapeutischen Konsequenzen aussehen könnten:

Auto-Antikörper-Profil

Auto-Antikörper	Zuordnung	Therapie
ANA, ANCA	Zellkern, allgemeiner Hinweis auf Autoimmunität, rheumatische Beschwerden	Ggf. Immunsuppressiva, weitergehende Abklärung
APLA	Antiphospholipid-AK, Gerinnselneigung	ASS, ggf. Heparin oder Marcumar
ACLA	Anticardiolipin-AK	
GAD-AK	Glutamatabbau	Ggf. GABA
TRANSGLUTAM INASE-AK	Darmenzym, führt zu Zöliakie	glutenfreie Ernährung
TPO-AK	Schilddrüse, führt zu Unterfunktion	Schilddrüsenhormone
GPCR-AK	Verschiedene Rezeptoren, Herz	Plasmapherese, Immunsuppression, ggf. BC007
CCP-AK	Rheuma, Osteoporose	NSAR, Immunsuppressiva
DSDNA-AK	Lupus	Immunsuppressiva

Abbildung 60: Basisprofil von Auto-Antikörpern die bei Post-Vakzin-Syndrom geprüft werden sollten

Aufgrund dieses Antikörperprofils kommen zu unserer Liste möglicher Autoimmunerkrankungen noch einige hinzu:

- **Rheumatische Erkrankungen**: ANA, ANCA, APLA und ACLA sind häufige Themen bei rheumatischen Erkrankungen. Diese wiederum zeichnen sich durch eine breit gefächerte Symptomatik aus, gemeinsamer Nenner sind jedoch Schmerzen im Bewegungsapparat, primär den Gelenken.

- **Thyreoiditis**: Die autoimmune Entzündung der Schilddrüse ist einer der häufigsten Autoimmunprozesse, die in diesem Zusammenhang beobachtet werden. Durch die entzündlichen Schäden kommt es zu einem Abfall der Hormonproduktion. Schilddrüsenunterfunktion äußert sich durch Müdigkeit, Gewichtszunahme und Kältegefühl.

Zwei Auto-Antikörper in der Tabelle wurden bisher nicht erwähnt, die GPCR-AK und die Transglutaminase-AK. Erstere werden im folgenden Kapitel genauer erläutert, weil sie von herausragender Bedeutung sind. Letztere richten sich gegen ein Darmenzym. Folge sind starke Entzündungsprozesse im Darm bei Konsum von Gluten-haltigen Lebensmitteln. Das Krankheitsbild, das hier entsteht, ist die Zöliakie, eine chronisch-entzündliche Darmerkrankung. Sie kann ähnliche Symptome aufweisen wie Morbus Crohn oder Colitis ulcerosa: starke Schmerzen, Blähungen, Krämpfe, Blut im Stuhl. Für gewöhnlich ist Zöliakie genetisch bedingt und erfordert eine lebenslange Vermeidung glutenhaltiger Lebensmittel. Durch diese Diät klingt die Entzündung ab, eine medikamentöse Therapie ist in der Regel nicht erforderlich.

GPCR-AK

Diese Auto-Antikörper sind mit die bedeutendsten im gesamten Konzert der Autoreaktionen. Die Entdeckung, dass sie im Zusammenhang mit Covid-19 stehen, war eher zufällig – im Rahmen einer klinischen Studie zur Behandlung einer seltenen Augenerkrankung an der Uniklinik Erlangen, die durch GPCR-AK verursacht wird. Ein Proband mit Long-Covid, der diese Antikörper aufwies, erhielt den Studien-Wirkstoff BC007 und innerhalb kürzester Zeit verschwanden seine Long-Covid-Beschwerden. Und das wohlgemerkt mit einer vollkommen unkomplizierten, einmaligen, 75-minütigen Infusion. Das grenzt schon an eine Wunderheilung. Aber der Reihe nach – was sind diese Antikörper, was lösen sie aus und wie lassen sie sich behandeln?

GPCR steht für G-Protein-coupled-receptors, zu Deutsch G-Protein-gekoppelte Rezeptoren. Diese sind für die Signalübertragung in unseren Zellen verantwortlich. Viele Botenstoffe, die der Zelle mitteilen, was zu tun (oder zu lassen ist), dringen nicht in die Zelle ein, sondern docken außen an spezielle Rezeptoren auf der Zellwand an. Diese müssen nun das Aktivierungssignal durch die Zellwand in die Zelle weiterleiten. Diese Weiterleitung erfolgt durch G-Proteine, die entsprechenden Rezeptoren sind G-Protein-gekoppelte Rezeptoren. In der Regel werden durch die GPCR-AK diese Rezeptoren aktiviert – ohne dass der eigentliche Botenstoff ausgeschüttet wurde, es handelt sich also um eine Fehlaktivierung. Es leuchtet ein, dass dieser Vorgang zu unglaublichem Chaos im Körper führen kann, da die Zellen völlig unsinnige Aktivierungssignale bekommen. Bereits um die Jahrtausendwende wurde man auf diese Antikörper aufmerksam, im Zusammenhang mit einer speziellen Form der Kardiomyopathie.[87]

Dabei handelt es sich um ein Herzleiden, bei dem der Herzmuskel zuerst ausleiert und anschließend erschlafft – das Herz ist zerstört und kann seine Pumpfunktion nicht mehr aufrechterhalten, es kommt letztlich zum Herzversagen. 2002 nun war es gelungen, durch eine Blutwäsche (Plasmapherese) die GPCR-AK aus dem Blut der Patienten zu entfernen und dadurch den Krankheitsverlauf günstig zu beeinflussen. Im Laufe der Zeit stellte sich heraus, dass diese Antikörper auch bei anderen Erkrankungen eine wichtige Rolle spielen können, u.a. bei Transplantatabstoßungen, Prostatavergrößerungen, besagtem Augenleiden und – bei CFS (Chronic Fatigue Syndrom). Paradebeispiel ist das postinfektiöse CFS, also das Auftreten von chronischer Fatigue im Anschluss an eine (meist virale) Infektion. Klassisch: EBV.

Fassen wir also die Erkenntnislage erneut kurz zusammen:

- GPCR-AK spielen bei verschiedensten Krankheiten eine Rolle – nicht nur als Marker, sondern auch als Treiber der Erkrankung.
- Ihre klinische Bedeutung ist u.a. bei bestimmten Herzerkrankungen, Durchblutungsstörungen und v.a. auch bei post-viralem CFS belegt.

- Sie lassen sich durch Plasmapherese aus dem Blut entfernen, was zu einer signifikanten Verbesserung der assoziierten Krankheiten führt.

Und jetzt kommt der entscheidende Punkt: Menschen mit schweren Gesundheitsproblemen nach der Impfung testen sehr häufig positiv auf exakt diese GPCR-AK! Damit stellen diese nach aktueller Erkenntnislage einen (a) häufigen und (b) erheblichen Anteil der Erkrankung dar. Das macht sie automatisch zu einem lohnenden Therapieziel. Deswegen der dringende Rat: Je schwerer die gesundheitlichen Probleme nach der Impfung sind, je anhaltender, und besonders wenn sie mit zeitlichem Abstand zur Impfung aufgetreten sind (Autoimmunität benötigt Vorlauf) – desto dringender ist es, auf GPCR-AK zu testen. Entsprechende Profile können beim IMD-Labor in Berlin oder bei Berlin Cure angefordert werden. Umgekehrt: Werden diese nicht erkannt und behandelt, drohen schwerste gesundheitliche Schäden. Die Liste von Erkrankungen, bei denen GPCR-AK eine Rolle spielen ist lang und umfasst schwere Krankheiten:

Rheumatisch	**Hormonell**
Systemische Sklerose	Morbus Basedow
Sjögren-Syndrom	Schilddrüsenunterfunktion
CFS	Adipositas
Lupus	
Herzkreislauf	**Nervensystem**
Bluthochdruck	Demenz
Präeklampsie	Schmerzsyndrome
Kardiomyopathie	Myasthenia gravis
Hypotonie bei Lagewechsel	Glaukom
Herzrhythmusstörungen	
Krebs	**Lunge**
Brustkrebs	Cystische Fibrose
Eierstockkrebs	Asthma

Abbildung 61: Erkrankungen mit Beteiligung von GPCR-AK
Quelle: Skiba & Kruse [88]

Um eines klarzustellen: Das bedeutet *nicht*, dass GPCR-AK all diese Krankheiten auslösen. Es bedeutet auch nicht, dass Betroffene an all diesen Krankheiten erkranken. Aber: Es verdeutlicht die Dimension des Problems. Und man muss die Frage stellen, was mit Menschen geschieht, die bereits an diesen Krankheiten leiden, sich dann impfen lassen und anschließend deutlich mehr dieser krankmachenden Antikörper haben. Es wäre dringend geboten, diesen Personenkreis nach der Impfung genauestens zu beobachten und zu klären, ob sich die Beschwerden verschlechtert haben. Ebenso sollte allgemein untersucht werden, ob die in der Tabelle genannten Krankheiten seit Beginn der Impfkampagne verstärkt in der Bevölkerung aufgetreten sind. Für Asthma, CFS, Rheuma und Schilddrüsenerkrankungen legen

Fallberichte beides nahe: vermehrtes Auftreten *und* Verschlechterung nach Impfung.

Was uns wieder zu den therapeutischen Ansätzen bringt. Da die Plasmapherese eine invasive und kostenträchtige Therapie ist, lag die Suche nach einer günstigeren, einfacheren Alternative nahe. Eine deutsche Pharmafirma, Berlin Cure, entwickelte vor diesem Hintergrund einen Wirkstoff, der in der Lage sein sollte, die GPCR-AK zu neutralisieren. Ein Anti-Auto-Antikörper-Wirkstoff sozusagen. Zum Einsatz kam die Aptamer-Technologie. Aptamere sind relativ kleine Moleküle, entweder kleine Eiweiße (Peptide) oder Nukleotide. Sie werden so konstruiert, dass sie perfekt an das zu eliminierende Molekül andocken und es so neutralisieren können. Das von Berlin Cure entwickelte Aptamer läuft momentan unter der Bezeichnung BC007 und hat inzwischen erfolgreich die Phase I der Zulassung durchlaufen. Das ist einerseits erfreulich, weil damit eine sichere Anwendung des Wirkstoffs in Aussicht steht und die Dosierungsbereiche klar sind. Andererseits ist es auch eine schlechte Nachricht, da vor der regulären Anwendung an Patienten noch die Phasen II und III erfolgreich abgeschlossen werden müssen. Das dauert für gewöhnlich mehrere Jahre (es sei denn man entwickelt eine experimentelle Gentherapie für den globalen Masseneinsatz). Das bedeutet für den Moment: BC007 ist keine Behandlungsoption. Man könnte sich bemühen, als Proband in die zukünftigen Studien aufgenommen zu werden, aber kurzfristig werden GPCR-AK-Patienten nicht von dem Wirkstoff profitieren. Theoretisch wäre ein Einsatz möglich, wenn die Zulassungsbehörden, analog zu den Genimpfstoffen, eine Notzulassung erteilen würden. Die Betonung liegt hier wohl auf dem Wort theoretisch – aber man soll die Hoffnung nie aufgeben. Aktuell sind Betroffene also noch auf die altbewährte Therapie der Plasmapherese angewiesen. Es wird abzuwarten bleiben, ob die Krankenkassen hier leisten werden, oder ob die Behandlungskosten den Patienten aufgebürdet werden. Unabhängig davon: Der durchschlagende Erfolg von BC007 bei Long-Covid ließe sich so durch Plasmapherese auf Impfgeschädigte übertragen und für die Zukunft stellt BC007 definitiv eine wunderbare Perspektive dar.

Wie kann nun aber das therapeutische Vorgehen aussehen?

Der Vorteil der Plasmapherese ist ihr durchschlagender, extrem schnell einsetzender Effekt. Der Nachteil ist der erhebliche Aufwand. Die Alternative ist allerdings eine Immunsuppression, also die Unterdrückung des Immunsystems. Diese besitzt nicht unerhebliche Nebenwirkungen, da die Abwehrleistung insgesamt massiv heruntergefahren wird. Die Plasmapherese ist diesbezüglich deutlich schonender.

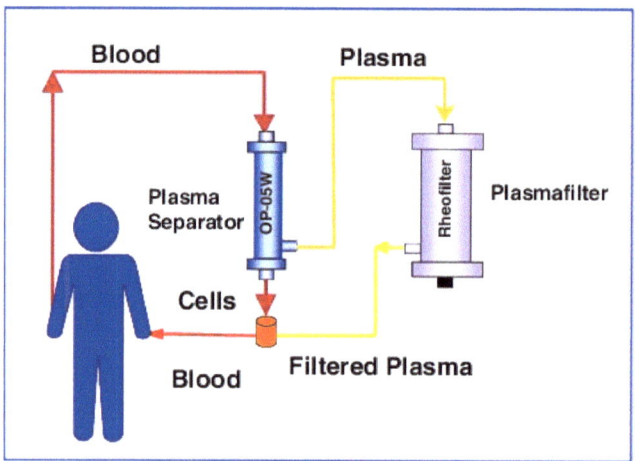

Abbildung 62: Schematische Darstellung der Funktionsweise einer Plasmapherese Quelle: Koss et al.[89]

Die apparative Ausstattung, um eine Plasmapherese durchführen zu können, ist teuer, der Prozess, obwohl prinzipiell einfach, eine invasive Prozedur. Aus diesen Gründen verfügen nur relativ wenige Praxen und Kliniken über diese Einrichtung. Ihre Anzahl reichte bislang vollkommen aus, da die Krankheiten, die mit diesem Verfahren behandelt werden, eher selten sind, die Anzahl der Patienten also recht überschaubar war. Das wird sich jetzt radikal ändern. Zudem ist die Therapie teuer: Noch bis vor wenigen Jahren lagen die Kosten pro Anwendung bei ca. 2.500 €, mittlerweile beginnen sie bei ca. 1.500 €. Die Behandlungskosten sind also beachtlich, und die Krankenkassen äußerst zurückhaltend in der Erstattung. Nicht, weil die Plasmapherese nicht wirken würde – sie wirkt ganz hervorragend. MS-Patienten oder Menschen mit GBS profitieren erheblich von einer Therapie. Nein, der Grund für die Ablehnung der Kassen ist profaner: Geld. Autoimmunerkrankungen lassen sich wesentlich günstiger durch Immunsuppressiva behandeln. Die sind zwar deutlich nebenwirkungsreicher, aber halt billig. Sollten bei ihnen Auto-Antikörper festgestellt worden sein, müssen sie sich zwischen beiden Vorgehensweisen entscheiden. Denkbar ist auch eine Kombination: Anfangs 1-2 Sitzungen mit der Plasmapherese, um schnell viele der Auto-Antikörper loszuwerden und dann eine moderate medikamentöse Immunsuppression. Vielleicht reicht im Anschluss an die Plasmapherese bereits eine Cortisol-Medikation, um die Dinge im Griff zu behalten. Wir sind weit davon entfernt, hier Standardprotokolle zu haben. Entsprechend müssen Anwendungsfrequenz und spezifisches Verfahren individuell optimiert werden. In der Regel wird die Immunadsorption der beste Ansatz sein. Hier werden gezielt die Antikörper entfernt, das gefilterte Plasma wird zurückinfundiert. Dadurch ist diese Variante schonender und einfacher als die klassische Plasmapherese. Es empfiehlt sich vor und nach der Anwendung die Spiegel der Auto-Antikörper zu messen, um ein Gefühl dafür zu bekommen, was mit einer Sitzung erreicht werden kann. Auch sollten diese Messungen im weiteren Verlauf regelmäßig wiederholt werden, um zu sehen, wie anhaltend die Resultate sind. Nur so kann herausgefunden werden, wie viele Anwendungen in welchen Abständen notwendig sind. Die bisherigen Erfahrungen zeigen einen Bedarf von 4–6 Sitzungen an, um die Autoantikörper zu eliminieren. Pro Woche werden normalerweise zwei Sitzungen durchgeführt, sodass nach 2–3 Wochen die Therapie zunächst abgeschlossen ist.

- *Wichtig: Liegt parallel eine **chronische Endotheliitis** vor (dazu kommen wir gegen Ende dieses Kapitels), sollte deren Behandlung der Vorzug gegeben werden.* Sie ist weniger invasiv (orale Medikamenten-Einnahme statt apparative Blutfilterung), kostengünstiger (20 % der Kosten einer Plasmapherese-Therapie) und die Erfolgsaussichten sind sehr hoch (85 % der Patienten erfahren eine deutliche Verbesserung ihrer Beschwerden). Zudem deckt die Endotheliitis-Therapie auch die GPCR-AK ab.

- *Für den Fall, dass **Mikrothromben** eine Rolle spielen (vgl.* Akute Thromboembolie & Myokarditis, S. 92), kann eine spezielle Variante der Apherese eingesetzt werden, die Lipidapherese. Das Besondere bei diesem Verfahren: Das gesamte Blut wird durch einen Heparinfilter geleitet. Dieser enthält hundertfach mehr Heparin als man einem Menschen verabreichen könnte. Durch diese enorme Heparinkonzentration können im Blut befindliche Mikrogerinnsel aufgelöst werden – viel effektiver und schneller als mit Gerinnungshemmern. Patienten, die unter Mikrothromben leiden, können mit diesem Verfahren innerhalb eines Tages (!) ihren Gesundheitszustand und ihre Symptome drastisch verbessern. Die führende Ärztin auf diesem Gebiet, Dr. Beate Jäger, berichtet in einem beeindruckenden BBC-Interview von den erstaunlichen Erfolgen dieses Therapieansatzes.[90] Der Wermutstropfen bei dem Ganzen: Die Verfügbarkeit der Lipidapherese. Es handelt sich leider um eine sehr spezielle Variante eines bereits grundsätzlich speziellen Verfahrens. Lange Wartelisten sind bereits üblich, es ist aber davon auszugehen, dass mehr Praxen sich dazu entschließen werden, diese Behandlung anzubieten und die Kapazität in den nächsten Monaten steigen wird.

Die Immunsuppression ist Ultima Ratio für viele Autoimmunerkrankungen. Es gibt zahlreiche Wirkstoffe, mit unterschiedlichen Eigenschaften und Wirkmechanismen. Die individuell beste Auswahl muss ein fähiger Arzt treffen. Es ist durchaus denkbar, dass im Verlauf die Medikation gewechselt oder angepasst werden muss. Allen Immunsuppressiva gemein ist – wenn auch in unterschiedlichem Ausmaß – die Unterdrückung weiter Teile des Immunsystems. Man erkauft sich also die Beruhigung der Autoimmunprozesse mit einer mehr oder weniger ausgeprägten Abwehrschwäche. Bei bestimmten Wirkstoffen kann dies zu erheblichen Infektionsrisiken führen.

Wirkstoffgruppe	Wirkungsweise
Zytostatika **z.B. MTX**	*Hemmung der Bildung von Abwehrzellen im Knochenmark*
mTOR-Inhibitoren **z.B. Sirolimus**	*Hemmung von IL-2 und damit der T-Zellbildung*
Calcineurin-Inhibitoren **z.B. Tacrolimus**	*Hemmung von IL-2 und damit der T-Zellbildung*
Steroide **z.B. Dexamethason**	*Antientzündlich, nur in höheren Dosen immunsuppressiv*
Monoklonale Antikörper **z.B. Rituximab**	*Hemmen gezielt bestimmte Zytokine und Zellen*

Abbildung 63: Übersicht Immunsuppressiva

Große Hoffnungen liegen momentan auf dem monoklonalen Antikörper Rituximab, der ursprünglich zur Therapie bestimmter Lymphome entwickelt wurde. Eine bahnbrechende Studie aus Norwegen konnte zeigen, dass Rituximab bei 67 % der behandelten CFS-Patienten zu einer deutlichen allgemeinen Verbesserung führte. Und dies nach nur wenigen Anwendungen und mit lang anhalten Effekten (im Mittel über 25 Wochen).[91] Die Wahrscheinlichkeit, dass Rituximab auch bei Impfgeschädigten helfen wird, ist hoch: Der Wirkstoff hemmt die B-Lymphozyten, also jene Zellen die Auto-Antikörper herstellen. Verabreicht wird er als Infusion, mit 2 Gaben im Abstand von 2 Wochen. Für Erwachsene liegt die dabei empfohlene Dosis bei jeweils 1000mg.

Den letztendlichen Königsweg wird es nicht geben, aber es zeichnet sich ein Therapieschema ab, das für die meisten Betroffenen die effektivste Vorgehensweise sein wird. Wie dies aussehen kann, werden wir am Ende des Kapitels besprechen (Therapie-Strategie bei Autoimmunität, Silent inflammation und Endotheliitis, S. 214), zuvor müssen aber noch einige weitere Punkte besprochen werden.

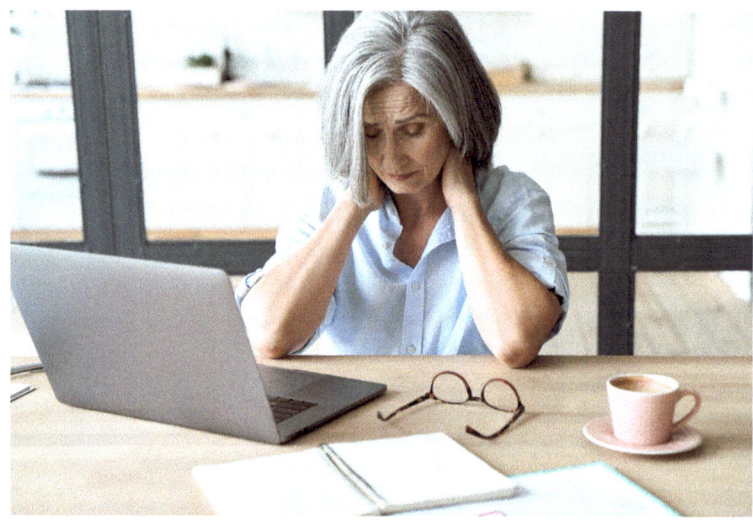

Abbildung 64: Silent inflammation kann zahlreiche Beschwerden verursachen und dennoch lange unerkannt bleiben
Bildquelle: shutterstock.com/insta_photos

Während man zu Beginn der Pandemie noch der Meinung war, Covid-19 sei primär eine Erkrankung der Atemwege, hat sich das Bild mittlerweile deutlich gewandelt. Inzwischen ist klar, dass dies nur auf milde und mittelschwere Verläufe zutrifft. Spätestens bei komplizierter Ausprägung verändert sich der Charakter der Erkrankung, und andere Mechanismen treten in den Vordergrund. Werden diese dann nicht rechtzeitig behandelt, verläuft Covid-19 häufig tödlich. Demzufolge war das sture Festhalten an künstlicher Beatmung ein fataler Fehler, der zehntausenden Patienten das Leben gekostet hat. Erstens bekämpft diese Strategie die zu diesem Zeitpunkt dominierenden Probleme nicht, und zweitens bringt sie unnötige

Risiken mit sich, die den Verlauf eher ungünstig beeinflussen. Deutsche Intensivstationen haben sich hier nicht mit Ruhm bekleckert und weisen europaweit die schlechteste Erfolgsbilanz auf.

Was sind die anderen Gesichter von Covid-19? Vor allem zwei:
(1) Gerinnselbildung (Mikro- und Makrothromben) und
(2) Hyperinflammation (Selbstzerstörerische Überreaktion des Immunsystems). Betrachtet man letztere etwas genauer, stellt sich heraus, dass nicht so sehr das Virus selbst, sondern (wieder einmal) sein Spike-Protein der Treiber der Probleme ist. Zahlreiche wissenschaftliche Untersuchungen belegen diesen Umstand und zeigen auf, dass durch das Spike-Protein gleich mehrere Weichen im Immunsystem auf Entzündung umgestellt werden. Der Summeneffekt ist dann erwartungsgemäß beeindruckend. Auch hier lohnt es sich wieder, die natürliche Infektion der Impfung gegenüberzustellen. Während das Auftauchen großer Mengen freier Spike-Proteine im gesamten Organismus bei Infektionen nur möglich ist, wenn es das Virus geschafft hat, den Atemtrakt zu verlassen und den gesamten Körper zu befallen, ist es bei der Impfung unvermeidlich, ja geradezu Ziel der Maßnahme. Infizierte werden mit dieser Situation also nur konfrontiert, wenn sie einen schweren Verlauf erleiden, Impflinge immer.

Sehen wir uns einmal an, welche Stellschrauben das Spike-Protein nutzt, um Entzündung zu generieren. Zum einen reizt es sehr stark die Makrophagen, Fresszellen, die daraufhin stark entzündungsfördernde Botenstoffe ausschütten.[92] Namentlich sind dies u.a. TNF-α, IL-1, IL-6 und

IL-8. Dieser Effekt wird noch verstärkt, da das Spike zusätzlich die Radikalenproduktion erhöht (Sauerstoff- und Stickstoffradikale) sowie in Zellen die Apoptose, also den Zelltod, auslöst.[93] Dieser ist wiederum ein Entzündungssignal, ebenso wie die Radikalen. Auf diese Art kann sich ein regelrechter Entzündungssturm entwickeln. Bereits 2020 wurde ein weiterer Mechanismus entdeckt, über den die bereits erwähnten Effekte noch verstärkt werden können. Das Spike-Protein kann an LPS binden, ein ebenfalls pro-entzündliches Molekül. Durch die Bindung potenziert sich die entzündungsfördernde Wirkung der beiden, eine Art Entzündungs-Super-GAU.[94] LPS ist ein sogenanntes Endotoxin. Es wird von Bakterien produziert und kann unter gewissen Voraussetzungen in die Blutbahn gelangen. Häufigste Ursache hierfür ist ein Leaky Gut, eine Störung der Darmbarriere. Betroffene haben erhöhte LPS-Spiegel im Blut und leiden häufig unter den dadurch hervorgerufenen Entzündungen. Erkranken diese Menschen an Covid-19, ist das Risiko für einen schweren, überentzündlichen Verlauf deutlich erhöht. Auch erhöht ist aber die Gefahr, in Folge der Impfung Entzündungsreaktionen im gesamten Organismus auszulösen. Welche Konsequenzen lassen sich aus dieser Erkenntnis ableiten?

1. Wer sich vor schwerem Covid-19 schützen will, tut gut daran, seinen LPS-Spiegel zu messen und sicherzustellen, dass dieser nicht erhöht ist bzw. um ihn provisorisch zu senken. Hier ist dann

eine entsprechende Darmtherapie gefragt. Es gibt genügend Protokolle zur Behandlung eines Leaky Gut.

2. Wer sich impfen lassen will, sollte ganz genauso verfahren.

3. Treten nach der Impfung entzündliche Beschwerden auf, sollte auf LPS geprüft werden, da es kontinuierlich die Beschwerden verschlechtern kann.

Die schnellste Möglichkeit LPS zu senken, ist die Einnahme von Salutosil®, es wirkt bereits innerhalb von Stunden. Allerdings verliert es auch relativ schnell seine Wirkung, es muss daher weiter eingenommen werden, bis das ursprüngliche Problem im Darm behoben ist.

Allgemein müssen wir aber festhalten, dass jede Impfung über die genannten Mechanismen pro-entzündlich wirkt. Dadurch können bereits bestehende entzündliche Erkrankungen verstärkt werden, es können aber auch völlig neue Beschwerden entstehen – oder beides. Was uns schließlich zu der Frage bringt, wie sich dieses Problem diagnostizieren lässt. Leider nicht mit herkömmlichen Entzündungsmarken. Ein großes Blutbild, CRP oder BSG, werden hier selten brauchbare Resultate erbringen. Stattdessen werden sie den Arzt veranlassen, Entzündungen als Bestandteil des Problems auszuschließen. Diese Art der Entzündung wird als Silent inflammation bezeichnet, und es braucht spezifischere, tiefergehende Untersuchungen, um sie zu detektieren. Am geeignetsten ist die Messung der beteiligten Zytokine und des LPS. Ein geeignetes Profil sollte folgende Werte umfassen:

Abklärung einer Silent inflammation

ZYTOKINE	IL-1, IL-6, TNF-α
RADIKALE	Citrullin (Urin)
	Methylmalonsäure (Urin)
	oxLDL
	Lipidperoxide
SONSTIGE	hsCRP

Abbildung 65: Laborprofil für Silent inflammation; Messung soweit nicht anders angegeben aus Blut

Angenommen der Befund fällt positiv aus, so wurde eine Silent inflammation entdeckt. Das führt umgehend zur Frage, wie sie sich behandeln lässt. Erfreulicherweise ist hier in der Regel keine Immunsuppression oder Plasmapherese erforderlich, entzündungshemmende Strategien reichen meist aus. Bewährte Werkzeuge sind im Folgenden aufgeführt:

Anti-Inflammation bedeutet schlicht den Einsatz entzündungshemmender Werkzeuge, meist entsprechender Medikamente. Diese unterscheiden sich einmal bezüglich ihrer Wirkungsweise – nicht jeder Entzündungshemmer hemmt die Art von Entzündung, um die es im Einzelfall geht. Zum anderen auch bezüglich ihrer Wirkstärke. Wir haben bei Silent inflammation bereits einige der einschlägigen Helfer kennengelernt. Weitere, häufig eingesetzte Wirkstoffe sind NSAR – bekannte Vertreter sind Ibuprofen, Voltaren und Diclofenac. NSAR hemmen die Bildung von Prostaglandinen, was eine zusätzliche schmerzstillende Wirkung vermittelt. Leider decken NSAR viele der Entzündungstypen, um die es für Impfgeschädigte geht, nicht oder nur unzureichend ab. Deshalb ist ihr Einsatz eher weniger hilfreich und sollte, wenn, dann im Sinne einer Schmerztherapie erfolgen. Für Entzündungen sind diese Kandidaten besser geeignet:

4. Polyphenole, insbesondere EGCG, Resveratrol und Apigenin. Zumindest die ersten beiden lassen sich in besonders schweren Fällen auch intravenös zuführen; gerade direkt nach der Impfung für viele eine sinnvolle Maßnahme. Ansonsten kann auf Nahrungsergänzungsmittel zurückgegriffen werden, Kombinationspräparate bieten sich für die meisten Zwecke an.[76]

5. Zahlreiche Mikronährstoffe und Pflanzenextrakte können ebenfalls hilfreich eingesetzt werden. Ein sehr schönes und breit aufgestelltes Präparat ist hier Silent Immun.[95]

6. Auch Curcumin besitzt starke entzündungshemmende Eigenschaften, ist aber aufgrund seiner katastrophalen Bioverfügbarkeit schwieriger in der Einnahme. Infusionen sind verfügbar aber teuer (> 150 €/Infusion). Alternativ kann auf liposomales Curcumin zurückgegriffen werden. Zubereitungen mit Piperin in Pulverform sind am wenigsten effektiv.

7. Wer sich mit der Einnahme von Kapseln schwer tut, Infusionen fürchtet oder für den Fall, dass diese Instrumente nicht ausreichen, kann sich mit Cortisol behandeln lassen. Obwohl man es in der Regel vermeiden möchte, hat es in dieser Situation seine Berechtigung, bei manchen wird es sogar die bestmögliche Verschreibung sein.

WIRKSTOFFE	VORTEILE	NACHTEILE
POLYPHENOLE & PFLANZENEXTRAKTE	*natürlich, sehr gut verträglich*	*oral nur mittlere Stärke, intravenös aufwändig*
CURCUMIN	*natürlich, hohe Wirksamkeit, relativ gut verträglich*	*schlechte Bioverfügbarkeit, intravenös aufwändig*
GLUCOCORTICOIDE (CORTISOL)	*günstig, einfache Einnahme, starke Wirkung*	*zahlreiche Nebenwirkungen, v.a. bei längerer Einnahme*
ASS (ASPIRIN)	*doppelte Funktion wegen Schutz vor Thrombosen, günstig und einfach*	*Verträglichkeit nur mittelmäßig, v.a. bei dauernder Einnahme; nur schwache Entzündungshemmung*

Abbildung 66: Übersicht häufig eingesetzter entzündungshemmender Wirkstoffe

Der Einsatz von Aspirin und Cortisol besitzt dabei doppelten Charme. Ersteres macht rund um die Impfung extrem viel Sinn, um Thrombosen und Embolien vorzubeugen – die ja häufige Nebenwirkungen sind (Symptomfreie Mikrothromben! D-Dimer messen statt auf Beschwerden warten). Letzteres ist bei Long-Covid-Patienten und auch bei Impfgeschädigten häufig ein Problem für sich. Durch verschiedene Mechanismen schafft es SARS-CoV2, respektive das Spike-Protein, den Cortisolhaushalt zu schädigen. Noch sind die entsprechenden Abläufe nicht ausreichend verstanden, wohl aber die möglichen Effekte: Zum einen kann sich eine Art Cortisolresistenz entwickeln,[96] zum anderen eine verminderte Freisetzung dieses Hormons.[97] Die Kombination wäre der Maximalschadensfall: Weniger Cortisol, das schlechter wirkt. Dies ist einer der Gründe, warum Virus und/oder Impfgeschädigte (besonders unglückliche haben beides hinter sich) häufig sehr gut auf Cortisol ansprechen. Da Cortisol gleichzeitig ein sehr potenter Entzündungshemmer ist, ohne das Immunsystem komplett auszuknocken wie viele der Immunsuppressiva, wird es für viele eine gute Wahl sein. Es ist individuell abzuwägen, ob man das potentere, synthetische Dexamethason bevorzugt oder das bioidentische, aber schwächere Hydrocortison. Auch bezüglich der Dosierung muss individuell die optimale Dosis gefunden werden. Es können teilweise geringe Mengen genügen (<10 mg), es können aber auch deutlich dreistellige mg-Dosen erforderlich werden. Zudem wird es gerade am Anfang sinnvoll sein, mehrere der genannten Werkzeuge zu kombinieren. Ein Einnahmeprotokoll könnte so aussehen:

Kombinierte Therapie zur Entzündungshemmung

WIRKSTOFFE/PRÄPARAT	DOSIS PRO TAG
POLYPHENOLE[76]	anfangs 3x6 Kapseln, dann 3x3
SILENT IMMUN[95]	anfangs 3x3 Kapseln, dann 2x3
CURCUMIN[98]	2x100 mg/d
DEXAMETHASON	2x4 mg, steigern nach Bedarf
ASS	100 mg/d

Abbildung 67: Kombinationstherapie zur Entzündungshemmung

CHRONISCHE ENDOTHEL-ENTZÜNDUNG

Eine Ärztegruppe um den amerikanischen Mediziner Bruce Patterson setzte bereits relativ früh künstliche Intelligenz ein, um eine Vielzahl von Bioparametern bei Long-Covid-Patienten zu analysieren. Dabei verglichen sie verschiedenste Biomarker mit denen gesunder Probanden, auf der Suche nach einem Muster. Und sie wurden tatsächlich fündig. Sowohl die Anzahl bestimmter Abwehrzellen, als auch die Konzentration verschiedener Immunbotenstoffe wichen bei Long-Covid hochsignifikant von Gesunden ab. So zeigte sich etwa die Verminderung mehrerer Lymphozyten-Arten (v.a. CD8 Killerzellen, aber auch CD4 Helferzellen und T-Regulatorischen Zellen) bei gleichzeitiger Erhöhung spezifischer Entzündungsbotenstoffe.[99]

Biomarker bei Endotheliitis

Biomarker bei Endotheliitis	
Interleukin 2 (IL-2)	**CCL5 (Rantes)**
Interleukin 4 (IL-4)	CCL3
Interleukin 6 (IL-6)	**Interferon Gamma (IFN-y)**
Interleukin 10 (IL-10)	**VEGF**
GM-CSF	sCD40L

Abbildung 68: Häufig erhöhte Biomarker bei Endothel-Entzündung
(Fett gedruckte sollten zwingend geprüft werden)

Das Muster, das die Forscher vorfanden, deutete auf eine ganz spezielle Art der Entzündung hin – eine Endotheliitis. Worum handelt es sich hierbei? Das Endothel ist die Innenauskleidung unserer Blutgefäße. Es sorgt für einen reibungslosen, ungestörten Blutfluss und verhindert den unkontrollierten Austritt von Blut aus den Gefäßen.

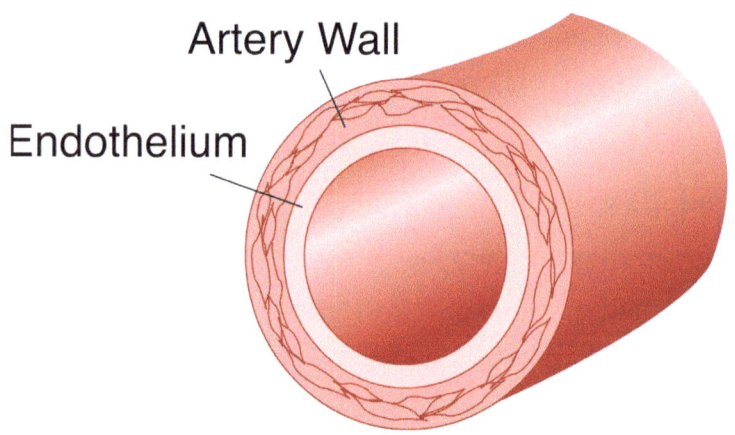

Abbildung 69: Arterierenwand mit Endothel-Auskleidung
Quelle: shutterstock.com/OSweetNature

Wird das Endothel aber verletzt, entsteht vor Ort sofort eine Entzündung, die dann weitere Zellen anlockt – „Ersthelfer" sozusagen. Dazu zählen Abwehrzellen (v.a. Granulozyten und Monozyten) aber auch Blutplättchen (Thrombozyten). Letztere lagern sich am Ort des Schadens zusammen, verkleben miteinander, verschließen so die Gefäßverletzung und verhindern damit eine Blutung. Wichtig: *Jede* Endothel-Verletzung führt zu einer Aktivierung des Gerinnungssystems. Sowohl die Blutplättchen als auch die Abwehrzellen schütten, nachdem sie aktiviert und während sie vor Ort im

Einsatz sind, Botenstoffe aus – Zytokine, Chemokine und Wachstumsfaktoren.

Diese erfüllen mehrere Aufgaben: Koordination der Zellaktivität vor Ort, Rekrutierung benötigter weiterer Zellen, Regeneration des Gewebes usw. Sie haben aber eine unschöne Grundeigenschaft: Sie wirken größtenteils pro-entzündlich. Solange der beschriebene Ablauf nur an einer bestimmten Stelle im Gefäßsystem auftritt, ist dies kein Problem. Tritt es aber gehäuft und an vielen Stellen gleichzeitig auf, entwickelt sich eine gefährliche Situation: Zum einen entsteht jetzt eine systemische, weite Teile des Körpers erfassende Entzündung, mit all ihren negativen Folgeerscheinungen. Zum anderen kommt es gehäuft zur Bildung von Mikrothromben. Diese können die kleinsten Gefäße (Kapillaren) verstopfen und so durch Unterdurchblutung mannigfaltige Beschwerden auslösen. Nachdem die Forscher dieses Geschehen identifiziert hatten, machten sie sich auf die Suche nach dem Auslöser dieser chronischen Endothelentzündung. Was sie fanden, war eine Überraschung: Monozyten, gefüllt mit Spike-Protein. Und dies Monate, teils über ein Jahr nach der eigentlichen Infektion respektive Impfung.

Monozyten sind Fresszellen des Immunsystems, deren Aufgabe es ist, Erreger aufzunehmen („Fressen"), zu verdauen und die Einzelbestandteile den Lymphozyten zu präsentieren – sodass diese sich auf den Gegner spezialisieren können. Dass diese Zellen also Spike aufnehmen, ist erst einmal völlig normal. Nicht normal ist aber, dass sie es (a) nicht abbauen

(„verdauen") und (b) diese Zellen über Monate, ja Jahre im Körper verbleiben. Das übersteigt die normale Lebenserwartung dieses Zelltyps bei Weitem. Es scheint so zu sein, dass das Spike nicht nur seinen Abbau hemmt, sondern darüber hinaus die Apoptose (programmierter Zelltod) der Monozyten in denen es sich befindet. Die Zellen werden gewissermaßen unsterblich. Problematisch daran ist nun, dass diese Monozyten-Spike-Zombis mit dem Endothel interagieren und hier immer wieder Entzündungsprozesse triggern. Da sich Monozyten durch den gesamten Körper bewegen können (sie überwinden sogar die Blut-Hirn-Schranke), kommt es kontinuierlich und systemisch zu den beschriebenen Entzündungsprozessen und Mikrothromben. Weil sich die Symptome von Long Covid und Post-Vakzinsyndrom sehr stark ähneln, untersuchten die Forscher, ob diese Monozyten sowie die entsprechende Endothelentzündung auch bei Impfgeschädigten zu finden seien.

Die Suche war erfolgreich. Auch hier ließen sich die Monozyten-Spike-Zombis nachweisen, ebenso die bereits bekannten Biomarker. Zwar nimmt die Anzahl dieser fehlgesteuerten Monozyten über die Zeit ab („Clearance") – aber sehr langsam. Deswegen hatten Patterson und Kollegen die Idee, diese Unruhestifter lahmzulegen, sodass sie einerseits keine Entzündungen mehr triggern und andererseits schneller abgebaut werden können. Hier half ihnen wiederum die künstliche Intelligenz. Es gelang die beiden entscheidenden Signalwege zu identifizieren, die zur Aktivierung dieser Zellen führen: CCR5 (der Rezeptor für Rantes/CCL5) und CX3CR1 (der

Rezeptor für Fractalkin)[100]. In einem weiteren Schritt machten sie sich auf die Suche nach spezifischen Antagonisten dieser Rezeptoren, um die Entzündungsreaktion so lahmzulegen. Die Suche war erfolgreich, die betreffenden Wirkstoffe sind Maraviroc (CCR5) und Statine (Fractalkin)[101]. Ersteres wird normalerweise in der HIV-Therapie eingesetzt, es hemmt hier die Aufnahme des HI-Virus in die Zellen. Letztere sind die altbekannten Cholesterinsenker. Der praktische Einsatz dieses Konzepts verlief extrem erfolgreich, im Mittel sprachen 85 % der Patienten gut und nachhaltig auf die Therapie an. Sehr unterschiedlich erwiesen sich aber die Therapiezeiträume. Während bei manchen Probanden bereits 6 Wochen Einnahme reichten, um die Endotheliitis zu beenden, benötigten andere mehrere Monate.

Es ist daher entscheidend, während der Therapie regelmäßig (empfohlen wird alle 2 Wochen) die Biomarker zu messen, die initial erhöht waren (vgl. Abbildung 68). Nur so kann sicher abgeschätzt werden, wie lange die Einnahme fortgeführt werden muss. Wichtig: Die Entzündungsmarker gehen vor den Symptomen zurück. Dies zeigt dann eine erfolgreiche Therapie an, bedeutet aber auch, dass darüber hinaus Geduld gefragt ist. Eine Abnahme der Beschwerden erfolgt nicht selten mit 2–3 Wochen Verzögerung zu den Laborveränderungen.

Zwei Wermutstropfen hat die Sache aber noch. (1) Während Statine fast nichts kosten, ist Maraviroc mit rund 1.000 Euro pro Monat sehr kostspielig. (2) Der Beipackzettel von Maraviroc ist als durchaus beeindruckend zu bezeichnen. Davon sollte man sich aber nicht abschrecken lassen. Patterson und Kollegen haben mittlerweile Tausende Patienten nach ihrem Protokoll behandelt, ernsthafte Nebenwirkungen traten dabei nicht auf. Insofern: Nur Mut! Interessant auch: Ihre Therapie funktionierte auch bei GPCR-AK-positiven Patienten. Einfacher Grund: Die beiden Medikamente halten die Auto-AK von ihren Rezeptoren fern. Dann sind die Auto-Antikörper zwar immer noch da, aber sie können weniger Schaden anrichten. Daher könnte man Maraviroc/Statine (sofern einige der Biomarker positiv sind) als Alternative zur Plasmapherese versuchen. In diesem Kontext wäre Maraviroc dann eine günstigere Variante (ca. 20 % der Kosten einer Plasmapheresetherapie) mit weniger Aufwand (einfache orale Einnahme zu Hause, statt eine apparative Blutreinigung in Spezialpraxen). Für den Fall erhöhter Interleukin-6-Werte hat sich die zusätzliche Gabe von Naltrexon bewährt; in Form einer Mikrodosistherapie (LDN, Low-Dose-Naltrexon).

Rezeptor-Antagonisten bei Endotheliitis

Konnten erfolgreich erhöhte Endotheliitis-Biomarker gemessen werden, sollte aufgrund der erheblichen Bedeutung des Problems, den sehr guten Erfolgsaussichten (85 %) und der Chance auf Plasmapherese bzw. Immunsuppression verzichten zu können unbedingt ein Therapieversuch mit den Rezeptorantagonisten unternommen werden. Die Durchführung ist simpel und nach den bisherigen Erfahrungen sehr sicher. Das Anwendungsschema sieht wie folgt aus und sollte durch 14-tägige Messung der eingangs auffälligen Labormarker ergänzt werden:

Indikation	Wirkstoff	Dosis
Basistherapie	Maraviroc	2x 300 mg/d
	Pravastatin	1x10 mg/d
	Q10	2x50 mg/d
IL-6 erhöht	Naltrexon	1 - 1,5 mg/d

Abbildung 70: Dosierungs-Schema zur Behandlung einer Endotheliitis[101]

Die Einnahme von Statinen sollte stets durch die Einnahme von Q10 begleitet werden, da Statine die Bildung dieses extrem wichtigen Coenzyms hemmen. Ein Mangel an Q10 würde relativ schnell die Mitochondrien belasten, die Radikalenbildung erhöhen und die Energieproduktion vermindern.

THERAPIE-STRATEGIE BEI AUTOIMMUNITÄT, SILENT INFLAMMATION UND ENDOTHELIITIS

1. Umfassende Bestimmung der bislang bekannten Auto-Antikörper (Abbildung 60, S. 184)
2. Messung des Entzündungsniveaus (Chronische Endothelentzündung und Silent inflammation)

Biomarker für Silent inflammation und Endotheliitis

Marker	Silent inflammation	Endotheliitis
	✓	
	✓	✓
		✓
	✓	✓
		✓
		✓
		✓
		✓
	✓	
		✓
	✓	✓

3. Falls Endotheliitis-Marker positiv: Therapieversuch mit Maraviroc und Statinen (Geduld; > 6 Wochen sollte die Medikation eingenommen werden, um Verbesserungen abschätzen zu können. Die Marker fallen in der Regel, *bevor* es zu einer Verbesserung der Beschwerden kommt).

4. Falls Endotheliitis negativ: Durchführung der Plasmapherese (alternativ: Rituximab).

5. Erneute Bestimmung von Antikörpern und Entzündungswerten

6. Abhängig vom Ergebnis

   a. Wiederholung der Plasmapherese

   b. Wechsel auf Cortisol und weitere Entzündungshemmer

   c. Wechsel auf Immunsuppressiva: Hier sollte zuerst Rituximab versucht werden, bevor Zytostatika zum Einsatz kommen

7. ADE & Interferenz: Warum die Impfung das Infektionsrisiko erhöhen kann

Dieses Kapitel dreht sich um weitere immunologische Probleme, die alternativ oder zusätzlich zu den bereits beschriebenen – Immunschwäche und Autoimmunität – auftreten können. Genauer gesagt geht es um Veränderungen im Immunsystem, die das Infektions- und Erkrankungsrisiko für Covid-19 nach der Impfung erhöhen. Wir beginnen mit dem wichtigsten, ADE.

ADE: Infektionsverstärkende Antikörper

Ein weiteres Phänomen, dass sich entgegen den offiziellen Verlautbarungen von Herstellern und Aufsichtsbehörden weigert, nicht zu existieren, ist ADE. Dieses Kürzel steht für Antibody-Dependent Enhancement, zu Deutsch Infektionsverstärkende Antikörper. Worum es geht, ist schnell erklärt: Es sind Fehlkonstruktionen, die, statt einen Erreger zu neutralisieren, es diesem ermöglichen, leichter und schneller in unsere Zellen einzudringen. Definitiv nicht die Sorte Antikörper, die man in seinem Blut haben möchte. ADE-Antikörper (ADE-AK) sind ein sehr spezielles Phänomen, das nur bei bestimmten Viren auftritt. Wichtige Beispiele sind Denguefieber, SARS, MERS – und eben SARS-CoV2. Zum ersten Mal beobachtet wurde ADE bei Dengue-Patienten. Die erkrankten bei einer erneuten Infektion mit dem Virus schwerer als bei der ersten. Zu erwarten wäre eigentlich der umgekehrte Fall: Das erste Mal größere Probleme da keine Immunität vorhanden ist, beim zweiten Mal dank Immunität keine größeren Schwierigkeiten. Dieser seltsame Effekt beschränkt sich aber nicht auf die natürliche Infektion. Vor einigen Jahren kam ein von Sanofi entwickelter Impfstoff gegen Dengue auf den Philippinen zum Einsatz, mit fatalem Ergebnis: Die Geimpften erkrankten häufiger und deutlich heftiger an Dengue als die Ungeimpften. Recht schnell wurde auch klar warum – ADE. Sanofi musste den Wirkstoff vom Markt nehmen.[102] Es blieb nicht bei diesem einen Fehlschlag. Der Versuch Impfstoffe gegen SARS und MERS zu entwickeln, scheiterte an genau dem gleichen Phänomen, und zwar bereits in der vorklinischen Phase. Insofern ist es eigentlich überraschend, dass diesem Phänomen bei der jetzigen Impfstoffentwicklung von den Herstellern nicht deutlich mehr Aufmerksamkeit geschenkt wurde:[103]

- Aktiv nach dem Phänomen gesucht wurde nur in der Tierversuchsphase, die Versuchsreihen umfassten jeweils *ein Dutzend Tiere* – viel zu wenig, Probleme die seltener als 1:12 sind, können so nicht entdeckt werden.

- Bei menschlichen Probanden war das Auftauchen von ADE-AK kein Endpunkt der Studien – sprich, es wurde gar nicht nach ihnen gesucht. Es wurden nur die neutralisierenden Antikörper gemessen, keine nicht-neutralisierenden.

Bedenklich ist auch, dass Tierversuche, die *nicht* von den Herstellern durchgeführt wurden, sehr wohl Fälle von ADE zeigten – und zwar bei 4,5-6 % der Versuchstiere.[104] Das entspräche einer Häufigkeit von 1:16 bis 1:22, und damit einer Anzahl an Versuchstieren, die die Hersteller ziemlich präzise vermieden haben. Die Bedenken werden auch nicht durch den Umstand kleiner, dass molekulare Analysen klar zeigen, wie gut das Spike-Protein von SARS-CoV2 rein technisch in der Lage wäre ADE-AK zu erzeugen.[105] Viel besser als das Spike-Protein von SARS – und damals scheiterten die Impfstoffe an ADE. Das sind in Summe zu viele Indizien, um ADE so sträflich zu vernachlässigen, wie es Hersteller und Zulassungsbehörden taten. Allerspätestens der Umstand, dass Geimpfte häufiger an Covid-19 erkranken als Ungeimpfte hätte die Verantwortlichen aufhorchen lassen müssen.[57] Auch die Tatsache, dass Infektionen und Erkrankungen mit steigender Durchimpfung der Bevölkerung zunehmen, ist ein Umstand, der zumindest nachdenklich stimmen sollte.[106] Diese Phänomene werden mehrere Gründe haben (u.a. Schädigung von Immunsystem & Mitochondrien durch die Impfung), deutet aber zumindest die inzwischen belegte rapide Abnahme der schützenden Antikörper an. Vier Monate nach der Impfung ist bei den meisten kein signifikanter Spiegel neutralisierender Antikörper mehr vorhanden. Und genau hier könnten dann die Probleme beginnen. Wir müssen aufgrund der Datenlage davon ausgehen, dass bei 6 % der Geimpften nicht nur neutralisierende, sondern auch ADE-AK gebildet werden. Das ist anfangs kein Problem, da die neutralisierenden überwiegen. Da diese aber schnell verschwinden, wäre es nach vier Monaten möglich, dass nun die ADE-AK überwiegen. Das würde erklären, warum Geimpfte nach dieser Zeitspanne nicht nur gleich häufig erkranken wie Ungeimpfte (das wäre durch das Verschwinden der neutralisierenden Antikörper erklärbar), sondern sogar häufiger. Besonders deutlich wird dieses Problem, vergleicht man Geimpfte mit Genesenen, also Menschen mit natürlich erworbener Immunität. Ganz grundsätzlich gilt hier, dass letztere der Impfung haushoch überlegen ist. Erworbene Immunität hält länger (wahrscheinlich über 20 Jahre vs. 4 Monate, witzigerweise verfällt der Genesenenstatus nach 6 Monaten, im Gegensatz zum Impfpass) und ist um Längen effektiver. Interessant ist aber der zeitliche Verlauf dieser Überlegenheit:

- Während der ersten vier Monate ist das Risiko Geimpfter erneut symptomatisch zu erkranken 6-fach höher als bei Genesenen.
- Danach steigt es auf das 27-fache an, ein Wert, der nur durch die Abnahme neutralisierender Antikörper nicht erklärbar ist. Das ist ADE.

Um das Thema letztlich zu klären wäre ein konsequentes Vorgehen erforderlich:

1. Bei symptomatisch erkrankten Geimpften, speziell wenn ein schwerer Verlauf vorliegt, müsste ein umfassendes Antikörperprofil angefertigt werden, inklusive des Nachweises infektionsverstärkender Antikörper.

2.   Eine statistisch signifikante Anzahl Geimpfter müsste in regelmäßigen Abständen auf das Verhältnis zwischen neutralisierenden zu nicht-neutralisierenden Antikörpern untersucht werden. Sagen wir 10.000 Probanden, monatlich über 10 Monate.

3.   Geimpfte die an Covid verstorben sind, müssten lückenlos obduziert werden, um Infiltration durch Immunkomplexe, Viruslast und weitere Parameter zu untersuchen.

Stattdessen lässt das PEI verlauten, es gäbe keine Hinweise auf ADE – wie denn auch, wenn man nicht danach sucht. Wir haben 53 Millionen Geimpfte in Deutschland. Wenn 6 % davon ADE aufweisen, sind das knapp 3,2 Millionen Menschen. Da würde es sich doch lohnen, das Thema einmal genauer anzuschauen, anstatt aus Prinzip wegzusehen. Es wäre *jedem* Geimpften zu empfehlen, sich zu vergewissern, wie hoch der eigene Anteil an neutralisierenden Antikörpern ist – und wie hoch derjenige der nicht-neutralisierenden. Je ungünstiger dieses Verhältnis ausfällt, desto eher besteht Risiko in Form von ADE. Entsprechende Untersuchungen stehen zur Verfügung, werden nur seitens der Ärzteschaft nicht genutzt. Das folgende Beispiel zeigt einen Antikörperbefund, der freundlicherweise vom Labor Biovis zur Verfügung gestellt wurde:

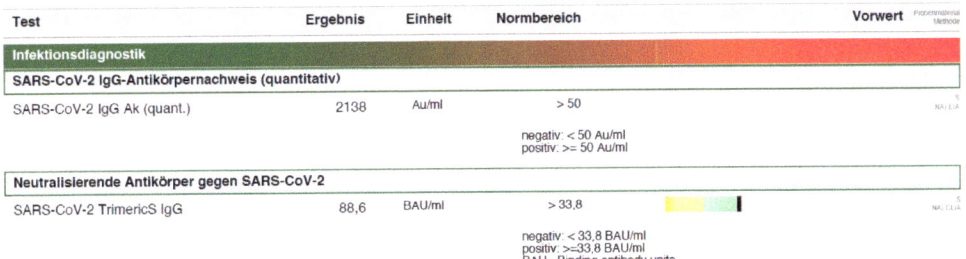

Test	Ergebnis	Einheit	Normbereich		Vorwert	Präanalytische Methode
Infektionsdiagnostik						
SARS-CoV-2 IgG-Antikörpernachweis (quantitativ)						
SARS-CoV-2 IgG Ak (quant.)	2138	Au/ml	> 50			NA/CLIA
			negativ: < 50 Au/ml positiv: >= 50 Au/ml			
Neutralisierende Antikörper gegen SARS-CoV-2						
SARS-CoV-2 TrimericS IgG	88,6	BAU/ml	> 33,8			NA/CLIA
			negativ: < 33,8 BAU/ml positiv: >=33,8 BAU/ml BAU= Binding antibody units			

Abbildung 72: Untersuchung auf Antikörper gegen SARS-CoV2 mit Bestimmung des Anteils neutralisierender Antikörper
Quelle: Biovis

Dieses Labor bietet einen zweistufigen Test an. Zuerst wird bestimmt, ob und wie viele Antikörper gegen das Virus insgesamt vorhanden sind. Fällt der Test positiv aus, wird in einem zweiten Schritt untersucht, wie viele der Antikörper neutralisierend sind. Das theoretische Optimum wäre, dass beide Werte gleich groß sind – 100 % der Antikörper neutralisierend. Sehen wir uns einmal das Beispiel aus Abbildung 72 genauer an:

Antikörper gesamt	*neutralisierende Antikörper*	*%-Anteil der neutralisierenden AK*
2.138	*88,6*	*4 %*

Abbildung 73: Ergebnis der Antikörperuntersuchung aus Abbildung 72

Vier Prozent neutralisierende Antikörper ist kein ermutigender Befund. Es stellt sich schon die Frage, was die restlichen 96 % eigentlich tun und sind. Dieses Ergebnis ist hochgradig verdächtig in Richtung ADE. Das zu wissen ist nun das eine, die Frage was tun, das andere. Ich kann an dieser Stelle leider keinen goldenen Weg oder eine Patentlösung anbieten, nur Möglichkeiten skizzieren, wie der Situation begegnet werden könnte:

1. Man könnte die Impfung auffrischen (Booster), dann würden die neutralisierenden Antikörper wieder ansteigen. Nachteil: Man nimmt erneut die nicht unerheblichen toxischen und autoimmunen Risiken in Kauf; sind aber die ersten paar Wochen ohne Probleme überlebt, sieht es gut aus.

2. Man könnte zusätzlich einen Test auf T-Zell-Immunität durchführen. Ist diese gegeben und gut, ist das Risiko mit ADE massive Probleme zu bekommen zumindest klein – wenn auch nicht null.

3. Im Falle einer Corona-Infektion müsste man diese mit dem großzügigen und konsequenten Einsatz der richtigen Medikamente im Keim ersticken (vgl. Anhang, „FLCCC-Protokoll zur Behandlung von Covid-19"). Zusätzlich sollte bei ungünstigem Verlauf (Befall der Bronchien oder Lungenentzündung) der frühzeitige Einsatz von Steroiden erfolgen. Das Immunsystem ist zu diesem Zeitpunkt kein Freund, sondern der Feind.

4. Man könnte eine Immunadsorption (Plasmapherese) durchführen. Dann sind zwar auch die wenigen neutralisierenden Antikörper weg, aber besser keine Antikörper als ADE-AK. Nach einer erneuten Infektion mit Corona sollte man aber das Antikörperprofil wiederholen – es wäre möglich, dass die ADE-AK nachgebildet wurden. In diesem Fall gilt zurück auf Los und erneute Plasmapherese.

INTERFERENZ: TAUSCHE EIN VIRUS GEGEN EIN ANDERES

In der Vergangenheit wurde bereits beobachtet, dass unterschiedliche Viren miteinander wechselwirken. Dies kann auf zweierlei Art und Weise geschehen: (1) ein Virus begünstigt die Infektion mit einem anderen Virus, oder (2) im Gegenteil, es erschwert die Infektion mit einem anderen Virus. Man bezeichnet das Phänomen als Interferenz. Nun wurde Interferenz aber nicht nur zwischen Viren beobachtet, sondern auch zwischen Impfungen und Viren. Das besterforschte Beispiel ist hier die Grippeschutzimpfung. Auswertungen konnten zeigen, dass diese das Risiko für andere Atemwegsinfektionen im Allgemeinen[107] und für eine Corona-Infektion im Speziellen erhöhen.[108] Ein möglicher Hintergrund ist die Umprogrammierung des Immunsystems durch die Impfungen[109] – ein Effekt, der bei den Corona-Impfungen bereits nachgewiesen ist.[71] Eine äußerst interessante Untersuchung beschäftigte sich mit der Frage, ob die reguläre Grippe-Impfung der Saison 2019/2020 das Pandemiegeschehen mit SARS-CoV2 beeinflusst hat – und tatsächlich fand sich hier eine positive Korrelation: Je höher die Impfquote war, desto höher war die Zahl der Corona-Erkrankten.[110] Vor diesem Hintergrund wäre es dringend geboten zu prüfen, ob der umgekehrte Fall auch möglich ist: Dass eine Corona-Impfung das Risiko für andere respiratorische Infektionen erhöht. Auswertungen des RKI zeigen bereits, dass die SARI-Fälle (engl. für schwere Atemwegsinfektionen) 2021 deutlich über denen des Jahres 2020 liegen – und der Anstieg *nicht* auf Corona zurückzuführen ist.[111] Dies ist ein schwerwiegendes Warnsignal. Um Interferenz entweder auszuschließen oder zu belegen, müsste bei den SARI-Patienten untersucht werden, wie hoch der Anteil der Corona-geimpften ist. Das wird, wenig überraschend, nicht umgesetzt.

Für Geimpfte bedeutet das Ganze, dass sie unter Umständen ein überdurchschnittliches Risiko für Atemwegsinfektionen haben. Sie haben sich einen marginalen Schutz vor Corona mit einem erhöhten Krankheitsrisiko für Grippe und grippale Infekte erkauft. Wichtige Gegenmaßnahmen sind in der folgenden Tabelle aufgeführt:

Grundbausteine zur Stärkung der angeborenen Abwehr

	Parameter	Maßnahme
VITAMIN-D-HAUSHALT	Ratio <1, 25OH D3 >50 nmol	Vitamin-D-Bindeprotein[112] Vitamin D (5.000 IU/d)
NK-AKTIVITÄT	> 25 %	Biobran®
FREIE RADIKALE	oxLDL Lipidperoxide	Antioxidantien[113]
LEAKY GUT	LPS	Salutosil®, Butyrat[54], Präbiotika

Abbildung 74: Wichtige Eckdaten für die Optimierung des angeborenen Immunsystems

8. Neuroinflammation: Brain Fog durch Feuer im Gehirn

Mit die häufigste Beschwerden von Impfgeschädigten ist die allgemeine Fatigue – die schnelle Erschöpfung bereits nach geringfügiger körperlicher Belastung. Wir haben bereits mehrere Faktoren kennengelernt, die hier eine wichtige Rolle spielen können:

- Schädigung der Mitochondrien
- Schädigung des Herzens
- GPCR-Antikörper
- Autoimmune Entzündung der Schilddrüse

Zu diesen Punkten kommt nun noch ein weiterer hinzu, die Neuroinflammation. Sie ist vorwiegend in jenen Fällen zu vermuten, in denen „**Brain Fog**" auftritt. Darunter werden massive Einschränkungen der kognitiven Leistungsfähigkeit verstanden. Betroffene können sich nicht konzentrieren, Gedächtnisstörungen nehmen zu und die allgemeine mentale Performance nimmt ab. Hintergrund ist eine spezielle Entzündung im Nervensystem, die sowohl bezüglich Diagnostik als auch bezüglich Therapie zahlreiche Besonderheiten aufweist.

Kernsymptome einer Neuroinflammation:

- Brain Fog: Konzentrationsstörungen, Gedächtnisstörungen

- Müdigkeit, Abgeschlagenheit

- Antriebsmangel

- Depression

DAS BESONDERE AN DIESER ENTZÜNDUNG

Neuroinflammation ist ein extrem komplexes Thema, dessen umfassende Aufbereitung den Rahmen dieses Buches sprengen würde. Wir wollen uns deshalb damit begnügen, die wichtigsten Merkmale zu betrachten. Neuroinflammation

- ist durch herkömmliche Entzündungsmarker nicht nachweisbar, diese liefern falsch-negative Ergebnisse;
- besitzt das Potenzial zur Selbstverschlechterung, ohne dass weitere äußere Faktoren nötig sind;
- kann den Neurotransmitterhaushalt, also die Botenstoffe des Gehirns, massiv in Mitleidenschaft ziehen;
- lässt sich mit herkömmlichen entzündungshemmenden Wirkstoffen nicht erfolgreich behandeln.

Wir haben bereits gesehen, dass das Spike-Protein die Blut-Hirn-Schranke massiv schädigen kann und unabhängig davon in der Lage ist, diese Schutzbarriere zu überwinden. Auch die Impfstoffe selbst, sowohl Vektoren als auch Nanopartikel, gelangen ins Gehirn. Somit muss davon ausgegangen werden, dass Spike-Proteine im Nervensystem auftauchen, sei es eingeschwemmt über die Blutbahn und Exosomen oder durch Produktion des Spikes durch die Nervenzellen selbst. Wir bekommen damit im Gehirn zunächst die gleichen Phänomene wie im restlichen Körper: Mikrothromben, Mitochondrienschädigung, Entzündung durch

Nanopartikel, Vernichtung von Nervenzellen, die das Spike in die Membran eingebaut haben. Hinzu kommt nun die Umprogrammierung des Micro-Gliagewebes. Dabei handelt es sich um das Binde- und Stützgewebe des Nervensystems, auch bekannt als weiße Substanz des Gehirns. Dieses Gewebe hat die Aufgabe, die eigentlichen Nervenzellen zu schützen, zu ernähren und ihre Funktion zu unterstützen. Es wird jetzt durch das Spike-Protein programmiert, Entzündungsbotstoffe und Stickoxide freizusetzen,[114] was dann eine Entzündung der Nervenzellen selbst nach sich zieht. Deren Folgen sind weitreichend und umfassen u.a.

- Verminderte Produktion von Serotonin und Melatonin: Ersteres ist wichtig für das psychische Wohlbefinden, letzteres von enormer Bedeutung für Schlaf, Regeneration und antioxidativen Schutz.
- Stattdessen vermehrte Produktion von Entzündungsbotenstoffen durch die Nervenzellen: Dies ist der Grund warum die Neuroinflammation von selbst schlechter werden kann, ein wahrer Teufelskreis.
- Nervenzellen werden übererregbar, was u.a. erhöhte Reizempfindlichkeit, Unruhezustände, Schlafstörungen und erhöhtes Schmerzempfinden nach sich ziehen kann.
- Die Kommunikation im Nervensystem wird beeinträchtigt, komplexe Verschaltungen und neuronale Netzwerke büßen an Funktionalität an. Typische Folge: Der bekannte Brain Fog.

- Vermehrte Produktion von Radikalen, sowohl Sauerstoffradikale (oxidativer Stress), als auch Stickstoffradikale (nitrosativer Stress)

Dieselben Prozesse können auch durch das Virus selbst angestoßen werden, weswegen Neuroinflammation auch ein wichtiges Thema bei Long-Covid sein kann. Bildgebende Untersuchungen an Betroffenen zeigen im PET-Scan eine deutliche Abnahme der Stoffwechselaktivität in verschiedenen Gehirnarealen[115] – ein klarer Hinweis auf entsprechende Schäden, insbesondere an den Mitochondrien. Die häufig zu beobachtenden depressiven Veränderungen sind ein klarer Hinweis auf Veränderungen im Neurotransmitterhaushalt, vornehmlich bei Serotonin.

Wie kann eine Neuroinflammation festgestellt werden?

Die Diagnose einer Neuroinflammation wird durch mehrere Faktoren erschwert:

1. Die Neuroinflammation spielt sich in einem Bereich des Körpers ab, der für Untersuchungen extrem schlecht zugänglich ist. Messungen aus Blut und Urin spiegeln nicht 1:1 die Situation im Gehirn wider.

2. Die Entzündung folgt anderen Mechanismen, als gewöhnliche Entzündungen, wodurch herkömmliche Entzündungsmarker ungeeignet werden.

3. Mediziner mit fundierten Kenntnissen über Neuroinflammation sind spärlich gesät. Es ist nicht leicht, hier einen kompetenten Ansprechpartner zu finden. In den Leitlinien existiert dieses Phänomen nicht.

4. Die notwendigen Untersuchungen sind nur in spezialisierten Laboren verfügbar. Empfehlenswerte Labore, die über die nötige Kompetenz verfügen, sind IMD und Biovis (siehe Anhang: Labore).

Kurzum, es ist ein schwieriges Unterfangen, vor dem wir hier stehen – schwierig aber weder unmöglich noch hoffnungslos. Zunächst einmal eine Übersicht der Laborparameter, mit deren Hilfe eine Neuroinflammation detektiert werden kann:

Abklärung auf Vorliegen einer Neuroinflammation

Zuordnung	Parameter
LOKALE ENTZÜNDUNG	**Aktivität von IDO und KMO** **Quinolinspiegel** **NSE**
ZYTOKINE IL-1, IL-6, TNF-α	**IL-1, IL-6, TNF-α**
NITROSTRESS	**Nitrophenylessigsäure** **Methylmalonsäure** **Citrullin**
BLUT-HIRN-SCHRANKE	**S-100** **Alpha-1-Antitrypsin (Blut)** **Zonulin (Blut)**

Abbildung 75: Untersuchungen zum Nachweis einer Neuroinflammation

Bei der Interpretation der Ergebnisse gilt es Vorsicht walten zu lassen. Nur IDO/KMO und die Werte der Blut-Hirn-Schranke sind beweisend, alle anderen stellen eher Indizien dar.

Ebenso speziell wie die Diagnostik sind auch die Therapie-Werkzeuge, mit deren Hilfe eine Neuroinflammation überwunden werden kann. Die Erfahrung lehrt, dass vor allem die Kombination dieser Instrumente zum Erfolg führt – und das für den Erfolg Geduld erforderlich ist. Eine Neuroinflammation lässt sich nicht über Nacht weghexen, oftmals dauert es Monate bis eine nachhaltige Verbesserung erzielt werden kann. Sie treten hier zu einem Marathon und nicht zu einem 100-Meter-Sprint an. Je schwerer die Ausprägung und je ungünstiger der Laborbefund ist, desto eher empfiehlt es sich, anfangs auf intranasale Therapie zu setzen. Sie hat mehrere Vorteile: Die Wirkstoffe gelangen mit Sicherheit dahin, wo sie wirken sollen und versickern nicht an anderer Stelle – und sie wirken spezifisch vor Ort, ohne unerwünschte Effekte in anderen Organen. Bewährt haben sich folgende Varianten:

Intranasale Therapie

Wirkstoff	Dosis
INSULIN (KURZZEITINSULIN)	**10 IU pro Nasenloch pro Tag**
IGF1 (INCRELEX)	**150 µg pro Nasenloch, alle drei Tage**

Abbildung 76: Wirkstoffe und Dosis der intranasalen Therapie

Die genannten Wirkstoffe sind rezeptpflichtig, in ihrer Anwendung sehr sicher und extrem einfach. Zugeführt werden sie über eine einfache Spritze mit Zerstäuber-Aufsatz, der online oder über die Apotheke bezogen werden kann:[116]

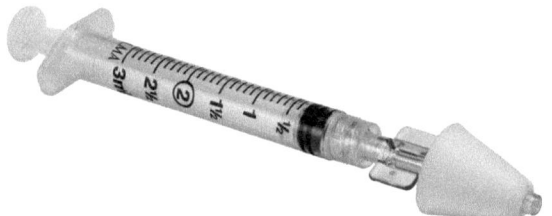

Abbildung 77: Applikator für intranasale Therapie

Der Ablauf sieht folgendermaßen aus:

1. Wirkstoff in die Spritze aufziehen, Zerstäuber aufsetzen;
2. Patient begibt sich in liegende Position;
3. Spritze mit Zerstäuber auf das Nasenloch aufsetzen;
4. den Wirkstoff langsam injizieren;
5. Prozedur am zweiten Nasenloch wiederholen;
6. Patient bleibt für 15 Minuten liegen.

Die intranasale Therapie ist eine sehr effektive und schnelle Methode, um Fortschritte zu erzielen. Zusätzlich oder alternativ kommt die orale Medikation zum Einsatz.

Orale Medikation bei Neuroinflammation

Wirkstoff	Dosis
MAGNESIUM	4x300 mg/d
CURCUMINFehler! T extmarke nicht definiert.[36]	2x100 mg/d
DEXTROMETHORPHAN*	1x30 mg/d
METHYLCOBALAMIN	1x100 µg/d
ARTEMISININ[117]	1x100 mg/d
GABA[118]	2x500 mg/d
POLYPHENOLE[76]	3x6/d
FLUVOXAMIN*	1x50 mg/d
5-HTP	1x100 mg/d

Abbildung 78: Wirkstoffe zur oralen Therapie der Neuroinflammation

Ergänzend ist es sinnvoll, eine Mikronährstoffkombination zuzuführen, die die spezifischen Bedürfnisse des Gehirnstoffwechsels abdeckt, z.B. Neuroaktiv.[119] Die Maßnahmen sollten weitergeführt werden, bis (a) eine deutliche Verbesserung der Symptome eintritt und (b) die Marker der Neuroinflammation im Normalbereich sind – insbesondere IDO und KMO. Fluvoxamin und Dextromethorphan sollten nur gegeben werden, wenn die anderen Wirkstoffe keine ausreichende Besserung erzielen.

9. Mitochondriopathie

Die Mitochondriopathie ist bei fast allen Impfgeschädigten nachweisbar und stellt ein grundlegendes Problem dar, dass gleich zu Anfang der Therapie angegangen werden muss. Die Symptome und Folgen dieses Phänomens sind weitreichend:

- **allgemeiner Energiemangel**: Kraftlosigkeit, Erschöpfung, Müdigkeit etc.;
- **Energiemangel auf Zellebene**: Das Funktionsniveau der Zellen nimmt erheblich ab, was zahlreiche Stoffwechselprozesse in Mitleidenschaft ziehen kann;
- **Abwehrschwäche**;
- vermehrter **Zelluntergang** mit rasant ansteigendem Regenerationsbedarf, gleichzeitig schlechtere Regenerationsleistung.

Wie wir gesehen haben, werden die Mitochondrien auf mehreren Ebenen durch die Impfung geschädigt (vgl. „Das Spike-Protein: Ein tödliches Mitochondriengift":

Faktor	Mechanismus
Spike-Protein	*Direkte Zerstörung der Mitochondrien*
	Zerstörung der ACE2-Rezeptoren
	Blockierung mitochondrialer Gene
	Bildung von Radikalen
Spike-Antikörper *AMA-M2-* *Autoantikörper*	*Autoimmun-Reaktion gegen die Mitochondrien*

Abbildung 79: Schadeffekte der Impfung auf die Mitochondrien

Zunächst müssen die Schäden quantifiziert und die möglichen Ursachen identifiziert werden:

Diagnose-Protokoll zur Feststellung einer Mitochondriopathie:

Bereich	Parameter
Suchtest Mitochondriopathie *(falls positiv restliche Werte erheben)*	*LDH Isoenzyme 1-5* *M2PK*
Mitochondrienstatus	*BHI* *(Bioenergetischer Gesundheitsindex, MMD-Labor), inkl. mitochondrialer Genaktivität*
Autoimmunität	*AMA-M2-Antikörper* *BHI mit Serumtest (MMD-Labor)*
Radikalenprofil	*oxLDL (MDA-LDL)* *Lipidperoxide* *Nitrostressprofil*

Abbildung 80: Geeignete Parameter zur Diagnose einer Mitochondriopathie

Um den Aufwand auf ein notwendiges Minimum zu beschränken, empfiehlt es sich, zuerst die Suchtests durchzuführen und die restlichen Werte nur dann zu erheben, wenn dieser auffällig ist.

Die therapeutische Vorgehensweise orientiert sich dann an den Ergebnissen der Laboruntersuchungen, bestimmte Basismaßnahmen sollten aber in *jedem* Fall umgesetzt werden:

Auswahl und Zuordnung therapeutischer Optionen bei Mitochondriopathie

Kriterium	Maßnahmen
Basis-Therapie	*Mitochondriale Mikronährstoffe, z.B. Mitochondrien Formula[120]*
Mitochondriale Genaktivität	*vgl. Abbildung 41*
Autoimmunität	*Plasmapherese*
	Cortisol
Radikalenbelastung	*NADH[121], PQQ[122], Q10[122], allg. Antioxidantien*

Abbildung 81: Therapieoptionen bei Mitochondriopathie

Es ist wichtig zu Beginn exakt zu überprüfen, *welche* Probleme vorliegen und dann konsequent *alle* abzudecken. Speziell, wenn die Aktivierung der mitochondrialen Gene blockiert ist oder eine permanente autoimmune Zerstörung gegeben ist, werden alle anderen Maßnahmen ins Leere laufen und keine überzeugenden oder nachhaltigen Ergebnisse liefern.

Ein beispielhafter Basis-Therapieplan könnte so aussehen:

Intervention	Dosis
Mitochondrien Formula	*2x3/d*
PQQ Total	*3x1/d*
Butyrat	*2x500 mg/d*
Curcumin (Liposomal)	*2x100 mg/d*
IHHT	*2x/Woche*

Abbildung 82: Beispiel eines Basisprotokolls für die Mitochondrien

TEIL III: PRÄVENTION & ERSTE HILFE

10. PRÄVENTION VOR DER IMPFUNG

Wenn sich eine Impfung nicht vermeiden lässt – was für viele zunehmend der Fall ist – sollten zumindest Vorsichtsmaßnahmen ergriffen werden, um die beachtlichen Risiken zu minimieren. Besonders gefährdet sind u.a.

- Menschen mit chronisch-entzündlichen und autoimmunen Vorerkrankungen
- Diabetiker
- Menschen mit Bluthochdruck
- Menschen mit Gerinnungsstörungen
- Menschen mit Adipositas
- Menschen mit Vorerkrankungen des Herzens
- Junge, speziell männliche und sportliche Menschen
- Kinder

Zunächst sollten die Risiken mittels einiger Untersuchungen eingegrenzt und spezifiziert werden:

Untersuchungen vor der Impfung

Parameter	Bedeutung
Immunität gegen SARS-CoV2 (IgG-Antikörper plus T-Zell-Immunität	*Eigentlich Kontraindikation, das Risiko für schwere Nebenwirkungen ist deutlich erhöht*
CRP	*hohes Entzündungsniveau*
IL-2 bzw. IL-2R	
IL-6	
TNF-α	
hsCRP	
D-Dimer	*Gerinnselbildung*
oxLDL	*Radikalenstress*
Lipidperoxide	
LPS	*Leaky Gut*
Vitamin-D-Ratio	*Entzündung, schlechte Entzündungskontrolle*

Abbildung 83: Untersuchungsprofil zur Identifikation von Risikofaktoren vor der Impfung

Unabhängig von den Ergebnissen sollten grundsätzlich Basismaßnahmen ergriffen werden, wobei mehrere Tage vor der Impfung begonnen werden, muss und ein Absetzen erst nach 3 Wochen sinnvoll ist:

Basis-Prophylaxe vor und nach der Impfung

Wirkstoff	Dosis
ASS (Aspirin Polyphenole)	*100 mg pro Tag, bei adipösen Menschen 150 mg*
	3x3 Kapseln/d
Vitamin C	*>20 mg/kg pro Tag*
NAC*	*50-100 mg/kg pro Tag*

Abbildung 84: Basis-Prophylaxe vor und nach Impfung
* kann bei Menschen mit Histamin- oder Sulfitintoleranz zu akuten Reaktionen führen, im Zweifelsfall langsam hochdosieren

Bei RNA-Impfungen sollte zusätzlich die Toxizität der Nanopartikel abgedeckt werden (vgl. „

Toxizität der Nanopartikel senken", S. 77). Sind außerdem Parameter aus dem Untersuchungsprofil auffällig, sind folgende Ergänzungen sinnvoll:

Ergänzende Prophylaxe

Befund	Maßnahme
Natürliche Immunität vorhanden, Entzündungsniveau hoch	Dexamethason, > 2x4 mg/d
D-Dimer positiv	Eliquis 2x2,5 mg/d
Radikalenstress	Antioxidantien
Leaky Gut	Salutosil®
Vitamin-D-Ratio erhöht	Vitamin-D-Bindeprotein plus niedrigdosiertes Vitamin D

Abbildung 85: Zusätzliche Schutzmaßnahmen bei spezifischen Risiken

Bei Risikopatienten und allen, die maximale Sicherheit bezüglich Mikrothromben wollen, sollte das D-Dimer in folgenden Abständen gemessen werden: Impfung + 24h, Impfung + 1 Woche, Impfung + 3 Wochen, Impfung + 8 Wochen. Nach der Impfung wäre es sinnvoll, die Parameter aus Abbildung 83 zu wiederholen – auch wenn keine länger anhaltenden Beschwerden aufgetreten sind. Für den Fall, dass diese auftreten, beschäftigt sich das letzte, nun folgende Kapitel.

11. SOFORTPROGRAMM NACH DER IMPFUNG

Die folgenden Handlungsempfehlungen sind für den Fall, dass geimpft wurde und schwerere gesundheitliche Probleme auftraten, bzw. Beschwerden, die länger als eine Woche anhalten.

Grundsätzlich sollten nach der Impfung **alle Maßnahmen der Basis-Nachsorge ergriffen werden** (vgl. S. 243), speziell in den ersten drei Wochen. Überdies sollte **möglichst zügig die spezifische Diagnostik** (vgl. Abbildung 87) eingeleitet werden. Priorität haben dabei die Marker der Endotheliitis und der Gerinnung. Das in der folgenden Tabelle dargestellte Therapieschema ist ein Grundgerüst, mit dem unmittelbar gearbeitet werden kann. Es sollte dann im Verlauf an die Erkenntnisse aus der Labordiagnostik angepasst und somit individuell optimiert werden:

Sofortmaßnahmen bei schweren und/oder anhaltenden Beschwerden

Aufgabenbereich	Wirkstoff/Präparat	Bemerkung
Entzündung / Autoimmunität	Dexamethason	> 2x100 mg/d, auf Bedarf steigern
	Pravastatin	1x10 mg/d
Gerinnung (D-Dimer anhaltend erhöht bzw. Nattokinase probatorisch, auch ohne D-Dimer!)	Clopidogrel	1x75 mg/d
	Eliquis	2x2,5 mg/d
	Nattokinase	2x200 mg/d
Bluthochdruck	ACE-Antagonisten oder AT2-Antagonisten	lt. Angabe, ggf. zusätzlich Spironolacton
Brain Fog	Fluvoxamin	soweit noch nicht erfolgt zusätzlich Dexamethason
	Melatonin	> 0,5 mg/kg pro Tag
	Gerinnungs-Protokoll	Nattokinase versuchsweise
Mitochondrien	Mitochondrien Formula	lt. Angabe
	vgl. Abbildung 81	möglichst viele Punkte umsetzen
	vgl. Abbildung 41	

Abbildung 86: Sofortmaßnahmen zur Überbrückung bis spezifische diagnostische Ergebnisse zur Verfügung stehen

Alle weiteren Schritte sollten dann auf Basis der Laborergebnisse geplant und umgesetzt werden.

12. ZUSAMMENFASSUNG UND ABKLÄRUNG

Wenn nach der Impfung schwere bzw. länger anhaltende Beschwerden auftreten, ist es sinnvoll möglichst zügig in die spezifische Diagnostik einzusteigen, um nicht unnötig Zeit zu verlieren. Verschiedene Aspekte der möglichen Schäden haben Potenzial zu zügiger Verschlechterung, je mehr Zeit also vergeht bis die Probleme erkannt und behandelt werden, umso schwieriger und aufwändiger werden die anschließenden Bemühungen die Dinge wieder ins Lot zu bringen. Die üblichen Hürden an diesem Punkt sehen so aus:

- Der Impfarzt wird abstreiten, dass ihre Probleme im Kontext der Impfung stehen. Machen sie sich klar, dass dieser Arzt der Einzige ist, der theoretisch für ihre Probleme haftbar gemacht werden könnte. Sie dürfen hier nicht auf erhöhte Motivation hoffen, den Dingen auf den Grund zu gehen. Allein deswegen wird es in der Regel das Beste sein, für die Abklärung einen anderen Mediziner einzubinden.

- Auch wenn ein Mediziner ihre Probleme ernst nimmt und sie zur weiteren Abklärung an diverse Spezialisten und Einrichtungen überweist: Sie werden hochwahrscheinlich nicht die Untersuchungen bekommen, die geeignet wären, ihre Probleme zu erfassen. Stattdessen wird nach einer regelrechten Abklärungs-Tournee das Ergebnis „Kein Befund/Ohne Befund" lauten. Das bedeutet mitnichten, dass sie sich ihre Beschwerden einbilden, sondern dass mit den falschen Werkzeugen nach den falschen Dingen gesucht wurde.

- Sie werden eine Weile suchen müssen, bis sie eine Praxis finden, die (a) in der Lage und (b) willens ist, die benötigten Untersuchungen durchzuführen.

Sie können die Suche abkürzen, indem sie auf die Anlaufstellen zurückgreifen, die im Anhang unter Labore und Therapeuten aufgeführt sind,

- Praxen auswählen, die auf ähnliche Krankheiten spezialisiert sind, z.B. CFS oder ME,
- Praxen anrufen und bereits am Telefon fragen, ob mit den benötigten Laboren kooperiert wird. Falls nicht, sind sie wahrscheinlich an der falschen Stelle,
- sich mit Personen in ähnlicher Lage vernetzen und deren Erfahrungswerte nutzen.

Die folgende Zusammenstellung entspricht der aktuellen Kenntnislage zum Zeitpunkt der Niederschrift. Die Halbwertszeit des Wissens in diesen Zeiten ist aber überschaubar. Aktualisierte Empfehlungen sind bei der DGName e.V. abrufbar. Die Durchführung der *gesamten* Diagnostik ist mit erheblichem finanziellem Aufwand verbunden. Sollte dieser ihre Ressourcen überfordern gehen sie folgendermaßen vor:

- Konzentrieren sie sich am Anfang auf den Nachweis (bzw. Ausschluss) von Autoimmunität. Dies muss zwingend alle drei Varianten einschließen (klassische Auto-Antikörper, autoreaktive Spike-AK und GPCR-AK). Grund: Dies wird den größten Einfluss auf die Behandlungsstrategie haben.
- Bei Radikalen, Entzündung und Mitochondrien können sie erst einmal Schäden unterstellen und entsprechend vorgehen.
- Versuchen sie Fachärzte einzubinden, die zumindest einen Teil der Untersuchungen als Kassenleistung vornehmen können. Dies betrifft insbesondere die Kategorien Entzündung, Autoimmunität und Herz-Kreislauf.

Problemfeld	Parameter	Bemerkung
Radikale	oxLDL / MDA-LDL	auch sinnvoll bei Abklärung
	Lipidperoxide	einer Silent inflammation
	Nitrophenylessigsäure	
	Methylmalonsäure	
	Citrullin	
Entzündung	CRP	teils falsch-negativ
	hsCRP	falls positiv oxLDL ergänzen
	Ferritin	kein hochdosiertes Vitamin C,
		falls erhöht
	IL-1	Endotheliitis und
	IL-2 (bzw. IL-2R)	Neuroinflammation in Betracht
	IL-6	ziehen
	IL-17	
	TNF-α	
	IFN-ɣ (bzw. IP-10)	
	VEGF	Endotheliitis
	RANTES (CCL5)	
	Radikalenprofil	vgl. Radikale
	Vitamin-D-Ratio	$1.25OH\,D_3 / 25OH\,D_3$
	LPS	Leaky Gut
Autoimmunität	ANA + ANCA	Suchtest, spezifisch für
		rheumatische Prozesse
	BHI mit Serumtest	autoreaktive SARS-CoV2-IgG
	GPCR-AK	IMD oder Berlin Cure
	APLA	insbesondere bei anhaltend
	(Antiphospholipid-	erhöhtem D-Dimer oder
	AK)	niedrigen Thrombozyten
	ACLA	
	(Anticardiolipin-AK)	
	TPO-AK	autoreaktive SARS-CoV2-AK
		beachten bei negativem Befund

	T3	*immer zusätzlich bei Verdacht*
	T4	*auf Schilddrüsenbeteiligung da*
	TSH	*TPO-AK teils falsch-negativ*
	GAD-AK (Glutamat-Decarboxylase)	
	Transglutaminase-AK	*bei Darmbeschwerden*
	ALAT	*Autoimmunhepatitis ohne*
	ASAT	*spezifische Auto-AK*
	GGT	
	AMA-M2	*BHI mit Serumtest ergänzen bei negativem Befund*
Mitochondrien	*LDH-Isoenzyme 1-5*	*Suchtests*
	M2PK	
	BHI	*MMD-Labor beste Wahl*
	PGC-1a	*Mitochondriale Genaktivität;*
	Nrf2	*sinnvoll bei anhaltend niedriger Anzahl*
Neuroinflammation	*IDO + KMO*	*Pflicht*
	Quinolin(säure)	*optional*
	Kynurenin	
	Serotonin	
	Zytokine (IL-6, IL-17, TNF-α)	*sinnvoll als Komplettprofil mit weiteren Zytokinen (vgl. Entzündung)*
	S100	*Blut-Hirn-Schranke*
	α1-Antitrypsin	
	Zonulin	
	NSE	*Optional*
Abwehrschwäche	*NK-Aktivität*	*ggf. durch Aktivierungstest ergänzen*
	Th1/2/17-Profil	*Provozierte Werte, nicht Spiegel*
	Vitamin-D-Ratio	*Soweit noch nicht erfolgt*

	IFN-y vermindert	
Blut / Herz	*Thrombozyten*	*bei anhaltender Verminderung APLA prüfen, atypische Gerinnsel prüfen (TEG, Nattokinase)*
	Erythrozyten *Hb*	*Eisenmangelanämie durch Eisenumverteilung möglich (Ferritin); B12-Mangel durch Nitrostress möglich*
	D-Dimer	*ggf. APLA prüfen*
	NT-proBNP *Troponin* *LDH* *CK-MB*	*bei Verdacht auf Myokarditis; Herzecho bzw. MRT ergänzen*

Abbildung 87: Zusammenfassung der diagnostischen Maßnahmen

13. CHECKLISTE BESCHWERDEN

Die folgende Liste enthält eine Übersicht häufiger Beschwerden, die von Impfgeschädigten berichtet werden. Bitte beachten Sie: Es handelt sich weder um eine vollständige noch um eine endgültige Liste. Durch die starke Toxizität der Impfung sowie die enorme Bandbreite möglicher Autoimmunreaktionen ist es zum jetzigen Zeitpunkt schwierig bis unmöglich hier ein homogenes Krankheitsbild zu definieren. Sie sollten sich im Zweifelsfall nicht an ihren Symptomen orientieren, sondern zunächst die Abklärung gemäß Kapitel 12 durchführen. Die daran anschließende Therapie richtet sich eher nach den gefundenen Krankheitsfaktoren als nach den einzelnen Beschwerden:

- Abgeschlagenheit, allgemeine Schwäche
- Angst
- Antriebsverlust
- Appetitverlust
- Atemnot, Atemprobleme
- Auge: Fokussierungs-Störung
- Ausbleiben der Periode
- Bauchschmerzen
- Belastungsintoleranz
- Benommenheit
- Besenreiser
- Blasenbildung
- Blitze-Sehen
- Brain Fog
- Brustenge, Brustschmerzen
- Darmentzündung
- Druck auf/im Kopf
- Druckgefühl der Augen
- Durchfall
- EBV
- Erbrechen
- Gänsehaut
- Gelenkprobleme (Beweglichkeit)
- Gelenkschmerzen

- Geräuschempfindlichkeit
- Geschmacksveränderungen
- Gesichtsnerv-Lähmung (Facialisparese)
- Gewichtsverlust
- Gleichgewichtsstörungen
- Gliederschmerzen
- Grippesymptome
- Gürtelrose
- Hautausschläge
- Hauteinblutungen
- Herpes
- Herzrasen
- Herzstechen
- Herzstolpern
- Hitzewallungen
- Hüftschmerzen
- Ischias-Beschwerden
- kalte Hände und Füße
- Kältegefühl
- Konzentrationsprobleme
- Konzentrationsstörungen
- Kopfschmerzen, teils extrem
- Kraftlose Muskulatur
- Krampfadern
- Krampfneigung
- Kreislaufprobleme: Bluthochdruck, Blutdruckabfall
- Kribbeln und Taubheitsgefühl

- Lähmungserscheinungen der Hände, Arme, Beine und Füße
- Lähmungsgefühl
- Lichtempfindlichkeit
- Migräne
- Missempfindungen
- Muskelschmerzen (ähnlich wie bei Muskelkater)
- Muskelsteife
- Muskelzuckungen,
- Nackenschmerzen
- Neurologische Ausfälle allg.
- Panikattacken
- Petechien
- Rückenschmerzen
- Schlafstörungen
- Schluckstörungen
- Schmerzen in den Extremitäten
- Schüttelfrost
- schwarz vor Augen
- Schweißneigung
- Schwellung Hände und Beine
- Schwindel,
- Sehstörungen
- starke Augenempfindlichkeit
- starker Erschöpfungszustand
- Stechen
- Stromschläge

- Tinnitus
- Übelkeit
- Unregelmäßige Periode
- Unruhezustände
- Urtikaria
- Verstehens-Schwierigkeiten

- Verwaschene Sprache
- Wortfindungsstörungen
- Zittrigkeit
- Zucken der Augenlieder
- Zwischenblutungen

SCHLUSSWORT

Die hektisch entwickelten, völlig unzureichend getesteten Corona-Impfstoffe und ihr bedenkenloser Einsatz stellen eine der größten medizinischen Katastrophen der Menschheitsgeschichte dar. Bezieht man den Zwang mit ein, der auf viele Geimpfte ausgeübt wurde und wird, handelt es sich zudem um ein Medizinverbrechen in einem Maßstab, der nach den Nürnberger Prozessen für unmöglich gehalten wurde. Das Versagen der Aufsichtsbehörden ist bestenfalls Arbeitsverweigerung, schlimmstenfalls Mittäterschaft. Das Schweigen und die unkritische Kooperation der Mehrheit der Ärzte hat einen ganzen Berufsstand auf Jahre hinaus diskreditiert und stellt ihre Ausbildung, Standesregeln und Ethik grundlegend infrage. Der Jahrtausende alte Grundsatz *„primum non nocere"* – zuallererst keinen Schaden zuzufügen – wurde eklatant missachtet, die Entscheidung pro und contra eines medizinischen Eingriffs wurde widerstandslos an Politiker abgegeben.

Die bewusst herbeigeführte Spaltung der Bevölkerung, die Hetze gegen Ungeimpfte sowie der Zwang zu einer völlig experimentellen Gentherapie sind eine menschenrechtliche Bankrotterklärung und es wird abzuwarten sein, ob die Verantwortlichen in Zukunft juristisch zur Rechenschaft gezogen werden. Es wäre zu wünschen, aber es ist nicht anzunehmen, da sich das Versagen der Justiz nahtlos in das Gesamtgeschehen einreiht. Die Medien tragen bei alledem eine wesentliche Mitverantwortung und sind mittlerweile selbst Akteure in diesem beinahe beispiellosen Geschehen. Beinahe beispiellos, weil gerade Deutschland einschlägige Erfahrungen auf diesem Gebiet gesammelt hat. Vergleiche mit dem Dritten Reich müssen nicht nur erlaubt sein, sie sind geradezu unvermeidlich und dringend geboten. Geschichte wiederholt sich nicht, aber sie reimt sich. Die Ungeimpften treten in die Tradition der Brunnenvergifter der Antike, der Hexen des Mittelalters und der Juden der Nazizeit. Wer die Parallelen nicht sehen kann, der will sie nicht sehen, hat nichts aus der Geschichte gelernt und nichts begriffen. Die Zensur und Verfolgung Andersdenkender ist offensichtlich und erinnert an die finsteren Gebräuche früherer Diktaturen. Wer vor zwei Jahren geäußert hätte, es könnte …

- verboten werden, seine Meinung in sozialen Medien zu äußern
- verboten werden, das eigene Haus zu verlassen
- verboten werden, andere Menschen zu treffen
- verboten werden, seiner Arbeit nachzugehen
- verboten werden, ins Kino oder Restaurant zu gehen
- verboten werden, zu reisen
- gesetzlich erzwungen werden, eine experimentelle Gentherapie über sich ergehen zu lassen
- staatlicherseits die Unversehrtheit des eigenen Körpers verletzt werden
- zur gezielten, staatlich gewollten und geförderten Unterdrückung von Informationen und Meinungen kommen

… der wäre nicht völlig zu Unrecht als Verschwörungstheoretiker verspottet worden. Die letzten zwei Jahre haben gezeigt, dass zwischen einer Verschwörungstheorie und der Realität selten mehr als einige Monate liegen. Die einzigen, die bislang in der pandemischen Krise in der Regel richtig lagen, sind nicht die berufenen Experten und Wissenschaftler, die führenden Politiker und Entscheider, die Ärzte und Medien – nein, es sind die Verschwörungstheoretiker. Sie sind gleichzeitig die einzigen, die liebend gerne falsch gelegen hätten.

Die Liste der Opfer dieses gesamtgesellschaftlichen Versagens ist lang: Alte Menschen, die dazu verdammt wurden, einsam zu sterben, Kinder denen Jahre ihres Lebens geraubt wurden, Menschen deren Existenz und soziales Leben vernichtet wurde. Und eben diejenigen, die durch die Impfung an Leib und Leben geschädigt wurden. Sie befinden sich in mehrerlei Hinsicht in einer äußerst undankbaren Lage. Die Ärzte, die ihnen helfen sollten, glauben ihnen nicht: Weder dass ein Zusammenhang mit der Impfung besteht, noch dass die Beschwerden körperlich real sind. Stattdessen wird von psychosomatischen Problemen gesprochen. Verantwortlich will niemand sein, Hilfe seitens des Staates oder der Krankenversicherungen ist in naher Zukunft nicht zu erwarten. Gesellschaftlich werden sie ignoriert oder geächtet, sie sind nahe daran zu den Brunnenvergiftern gezählt zu werden. Auch engagierte Mediziner wissen häufig nicht, was zu tun ist. Ihre Versuche, die Dinge sichtbar zu machen, scheitern meist, weil sie nicht wissen, wonach und womit zu suchen ist.

Es ist in diesen schwierigen und finsteren Zeiten meine tief empfundene Hoffnung, dass dieser Leitfaden Betroffenen, ihren Angehörigen aber auch den Kollegen und Kolleginnen in Klinik und Praxis eine Hilfe sein möge, um die angerichteten Schäden zu lindern. Vielleicht, und der Gedanke ist zum jetzigen Zeitpunkt verwegen, kann er auch einen Beitrag leisten, um weiteres Unheil zu verhindern – sei es, dass mehr Menschen aufwachen und eine Impfung verweigern, sei es das Mediziner endlich die Courage finden, sich an die Grundfesten ihres Berufsstandes zu erinnern.

Florian Schilling

München, März 2022

Gewidmet meinen Eltern, die mich gelehrt haben im Angesicht von Unrecht nicht zu schweigen, sondern standhaft zu bleiben und für die Wahrheit einzutreten.

ANHANG

FLCCC-Protokoll zur Behandlung von Covid-19

FLCCC Alliance ist ein Netzwerk von Ärzten und Arztinnen in den USA, die täglich mit der Betreuung und Behandlung von Covid-Patienten konfrontiert sind – in allen Schweregraden. Sie haben sich seit der Pandemie mit einem Thema beschäftigt, das von unseren Politikern, Ärzteverbänden und dem RKI weitestgehend und sträflich vernachlässigt wird: Der Behandlung von Corona-Infektionen und Covid-19. Dabei wurden die eingesetzten Werkzeuge einer permanenten Evaluierung unterzogen, und die Protokolle auf diesem Weg Stück für Stück optimiert. Die in den Protokollen verwendeten Maßnahmen basieren zudem auf wissenschaftlichen Erkenntnissen und sind durch eine entsprechende Studienlage abgesichert. Kurz: Das ist evidenz-basierte Medizin in ihrer reinsten Form. Die Erkenntnisse und Protokolle sind für alle einsehbar, und können mehrsprachig auf der Website der FLCCC abgerufen werden (covid19criticalcare.com). Aus Sicht des Autors handelt es sich um sinnvolle und effektive Protokolle, die aber an der ein oder anderen Stelle noch weiter optimiert werden könnten. Bei der folgenden Aufstellung handelt es sich um eine ebensolche, angepasste Variante des I-MASK-Protokolls der FLCCC.

Indikation	Wirkstoff	Dosis
antiviral	Ivermectin	0,4-0,6 mg/kg/d
	Zink	100 mg/d
	Quercetin	2x250 m/d
Gerinnungshemmung	Aspirin	300 mg/d
Immunstärkung	Vitamin D	5.000 IU/d
	Melatonin*	1 mg/kg/d
	Vitamin C	3x1.500 mg/d
unterstützend	Curcumin	500 mg/d
	Schwarzkümmelsamen	80 mg/kg
	NAC*	2x50 mg/kg/d
2. Wahl	Fluvoxamin	2x50 mg/d
	Spironolacton	2x100 mg/d
	Dutasterid	2 mg/d
	Prednison	1 mg/kg/d

Abbildung 88: Adaptiertes FLCCC-Protokoll zur ambulanten Behandlung von Covid-19 Abweichungen vom ursprünglichen FLCCC-Protokoll sind mit * gekennzeichnet

Folgende Punkte sind zu beachten:

1. Mit Ivermectin eher früher als später beginnen.
2. Mittel der 2. Wahl sind einzusetzen, wenn
   a. nach 5 Tagen immer noch signifikante Symptome bestehen,
   b. schlechtes Ansprechen zu beobachten ist,
   c. Risikopatienten betroffen sind (Vorerkrankungen, Alter).
3. Cortisol (Prednison) ist ein Spezialfall: Es sollte gegeben werden, wenn sich unter Therapie zunehmend Kurzatmigkeit bzw. Atemnot einstellen und/oder die Sauerstoffsättigung unter 94 % fällt. Bei

Sättigungswerten unter 88 % sollte eine stationäre Therapie erfolgen.

PROTOKOLLE & PRAKTISCHE TIPPS

ABBILDUNGSVERZEICHNIS

LABORE & THERAPEUTEN

- Biovis Diagnostik MVZ GmbH

  Justus-Staudt-Str. 2, 65555 Limburg-Offheim

  +49 6431 212 48-0, info@biovis.de

  www.biovis.eu

- IMD Institut für Medizinische Diagnostik Berlin-Potsdam GbR

  Nicolaistraße 22, 12247 Berlin

  +49 30 770 01-322, info@imd-berlin.de

  www.imd-berlin.de

- GANZIMMUN Diagnostics AG

  Hans-Böckler-Str. 109-111, 55128 Mainz

  +49 6131 72 05-0, info@ganzimmun.de

  www.ganzimmun.de

- Lab4more GmbH

  Augustenstraße 10, 80333 München

  +49 89 54 32 17-0, info@lab4more.de

  www.lab4more.de

Leider haben sich viele Mediziner noch nicht mit den hier vorgestellten Themen und Hintergründen beschäftigt. Die Suche nach geeigneten Therapeuten kann für Betroffene daher mühsam und frustrierend sein. Um ihnen diesen Teil des Weges zu erleichtern, finden sie hier Anlaufstellen, die ihnen fachkundige Hilfe in ihrer Nähe vermitteln können.

- DGName e.V. Deutsche Gesellschaft für Naturstoffmedizin und Epigenetik
  Plinganserstraße 51, 81369 München
  +49 89 125 03 38 80, info@dgname.de
  https://deutsche-gesellschaft-fuer-naturstoffmedizin-und-epigenetik.de
- AMM – Akademie für menschliche Medizin GmbH
  Krauskopfallee 27, 65388 Schlangenbad
  +49 6129 48 88 17, office@spitzen-praevention.de
  https://spitzen-praevention.com/netzwerkpartner-kategorie/aerzte-mediziner/

STICHWORTVERZEICHNIS

Literaturverzeichnis

ALDÉN, M., OLOFSSON FALLA, F., YANG, D., BARGHOUTH, M., LUAN, C., RASMUSSEN, M. & DE MARINIS, Y. 2022. Intracellular Reverse Transcription of Pfizer BioNTech COVID-19 mRNA Vaccine BNT162b2 In Vitro in Human Liver Cell Line. *Current Issues in Molecular Biology,* 44, 1115-1126.

ÄRZTE-FÜR-AUFKLÄRUNG (2021) ‚Evidenzbasierende Informationen zur aktuellen Pandemie', Available: https://www.aerztefueraufklaerung.de/news/index.php#410325add50e79a01 (Accessed).

ATZMON, G. (2021) ‚The Israeli People Committee's April Report on the lethal impact of vaccinations — Gilad Atzmon thoughts and music', Available: https://gilad.online/writings/2021/4/21/the-israeli-people-committees-april-report-on-the-lethal-impact-of-vaccinations (Accessed 14.08.2021).

BANSAL, S., PERINCHERI, S., FLEMING, T., POULSON, C., TIFFANY, B., BREMNER, R. M. & MOHANAKUMAR, T. 2021. Cutting Edge: Circulating Exosomes with COVID Spike Protein Are Induced by BNT162b2 (Pfizer-BioNTech) Vaccination prior to Development of Antibodies: A Novel Mechanism for Immune Activation by mRNA Vaccines. *The Journal of Immunology,* 207, 2405-2410.

BROCK, A. S., THORNLEY 2021. Spontaneous Abortions and Policies on COVID-19 mRNA Vaccine Use During Pregnancy. *Science, Public Health Policy, and the Law,* 4:130-143.

BROWN, C. M. 2021. Outbreak of SARS-CoV-2 Infections, Including COVID-19 Vaccine Breakthrough Infections, Associated with Large Public Gatherings—Barnstable County, Massachusetts, July 2021. *MMWR. Morbidity and Mortality Weekly Report,* 70.

BRUCE, P., RAM, Y., JOSE, RODRIGO, ERIC, O., JOHN, B., PURVI, P., MARK, K., GARY, K. & MICHAEL, Z. 2022. Targeting the Monocytic-Endothelial-Platelet Axis with Maraviroc and Pravastatin as a Therapeutic Option to Treat Long COVID/Post-Acute Sequelae of COVID (PASC). *Research Square.*

BURTSCHER, J., CAPPELLANO, G., OMORI, A., KOSHIBA, T. & MILLET, G. P. 2020. Mitochondria: In the Cross Fire of SARS-CoV-2 and Immunity. *iScience,* 23, 101631.

BUZHDYGAN, T. P., DEORE, B. J., BALDWIN-LECLAIR, A., BULLOCK, T. A., MCGARY, H. M., KHAN, J. A., RAZMPOUR, R., HALE, J. F., GALIE, P. A., POTULA, R., ANDREWS, A. M. & RAMIREZ, S. H. 2020. The SARS-CoV-2 spike protein alters barrier function in 2D static and 3D microfluidic in-vitro models of the human blood-brain barrier. *Neurobiology of Disease,* 146, 105131.

CARDOZO, T. & VEAZEY, R. 2021. Informed consent disclosure to vaccine trial subjects of risk of COVID-19 vaccines worsening clinical disease. *International journal of clinical practice,* 75, e13795.

CHEN, J., WANG, P., YUAN, L., ZHANG, L., ZHANG, L., ZHAO, H., CHEN, C., CHEN, Y., HAN, J., JIA, J., LU, Z., HONG, J., CHEN, L., FAN, C., LU, Z., WANG, Q., CHEN, R., CAI, M., QI, R., WANG, X., MA, J., ZHOU, M., YU, H., ZHUANG, C., LIU,

X., HAN, Q., WANG, G., SU, Y., YUAN, Q., CHENG, T., WU, T., YE, X., LI, C., ZHANG, T., ZHANG, J., ZHU, H., CHEN, Y., CHEN, H. & XIA, N. 2021. A live attenuated influenza virus-vectored intranasal COVID-19 vaccine provides rapid, prolonged, and broad protection against SARS-CoV-2 infection. *bioRxiv*, 2021.11.13.468472.

CHIU, H.-H., WEI, K.-C., CHEN, A. & WANG, W.-H. 2021. Herpes zoster following COVID-19 vaccine: a report of three cases. *QJM: An International Journal of Medicine,* 114, 531-532.

CLASSEN, B. US COVID-19 Vaccines Proven to Cause More Harm than Good Based on Pivotal Clinical Trial Data Analyzed Using the Proper Scientific Endpoint,"All Cause Severe Morbidity". Trends Int Med. 2021; 1 (1): 1-6. *Correspondence: J. Bart Classen, MD, Classen Immunotherapies, Inc,* 3637.

COWLING, B. J., FANG, V. J., NISHIURA, H., CHAN, K.-H., NG, S., IP, D. K. M., CHIU, S. S., LEUNG, G. M. & PEIRIS, J. S. M. 2012. Increased Risk of Noninfluenza Respiratory Virus Infections Associated With Receipt of Inactivated Influenza Vaccine. *Clinical Infectious Diseases,* 54, 1778-1783.

DENG, S., SHANMUGAM, M. K., KUMAR, A. P., YAP, C. T., SETHI, G. & BISHAYEE, A. 2019. Targeting autophagy using natural compounds for cancer prevention and therapy. *Cancer,* 125, 1228-1246.

DOSHI, P. 2021a. Does the FDA think these data justify the first full approval of a covid-19 vaccine? *BMJ*

DOSHI, P. 2021b. *Peter Doshi: Pfizer and Moderna's "95% effective" vaccines—we need more details and the raw data - The BMJ.* @bmj_latest.

DUTTA, S. & SENGUPTA, P. 2020. SARS-CoV-2 infection, oxidative stress and male reproductive hormones: can testicular-adrenal crosstalk be ruled-out? *Journal of Basic and Clinical Physiology and Pharmacology,* 31.

DWIVEDI, R. 2021. Research looks at inflammatory nature of lipid nanoparticle component in mRNA vaccines. @NewsMedical.

EHRENFELD, M., TINCANI, A., ANDREOLI, L., CATTALINI, M., GREENBAUM, A., KANDUC, D., ALIJOTAS-REIG, J., ZINSERLING, V., SEMENOVA, N., AMITAL, H. & SHOENFELD, Y. 2020. Covid-19 and autoimmunity. *Autoimmunity reviews,* 19, 102597-102597.

EMA 2021a. Assessment report: COVID-19 Vaccine Moderna. *In:* USE, C. F. M. P. F. H. (ed.). Committee for Medicinal Products for Human Use: EMA.

EMA (2021b) ‚EudraVigilance-European database of suspected adverse drug reaction reports', Available: https://www.adrreports.eu (Accessed 10.11.2021).

FARSHI, E. 2020. Cytokine Storm Response to COVID-19 Vaccinations. *J Cytokine Biol,* 5, 2.

FLUGE, Ø., BRULAND, O., RISA, K., STORSTEIN, A., KRISTOFFERSEN, E. K., SAPKOTA, D., NÆSS, H., DAHL, O., NYLAND, H. & MELLA, O. 2011. Benefit from B-Lymphocyte Depletion Using the Anti-CD20 Antibody Rituximab in Chronic Fatigue Syndrome. A Double-Blind and Placebo-Controlled Study. *PLOS ONE,* 6, e26358.

FÖHSE, F. K., GECKIN, B., OVERHEUL, G. J., VAN DE MAAT, J., KILIC, G., BULUT, O., DIJKSTRA, H.,

LEMMERS, H., SARLEA, S. A., REIJNDERS, M., HOOGERWERF, J., OEVER, J. T., SIMONETTI, E., VAN DE VEERDONK, F. L., JOOSTEN, L. A. B., HAAGMANS, B. L., VAN CREVEL, R., LI, Y., VAN RIJ, R. P., GEURTSVANKESSEL, C., DE JONGE, M. I., DOMÍNGUEZ-ANDRÉS, J. & NETEA, M. G. 2021. The BNT162b2 mRNA vaccine against SARS-CoV-2 reprograms both adaptive and innate immune responses. *medRxiv*, 2021.05.03.21256520.

FURER, V., EVIATAR, T., ZISMAN, D., PELEG, H., PARAN, D., LEVARTOVSKY, D., ZISAPEL, M., ELALOUF, O., KAUFMAN, I. & MEIDAN, R. 2021. LB0003 IMMUNOGENICITY AND SAFETY OF THE BNT162b2 mRNA COVID-19 VACCINE IN ADULT PATIENTS WITH AUTOIMMUNE INFLAMMATORY RHEUMATIC DISEASES AND GENERAL POPULATION: A MULTICENTER STUDY. BMJ Publishing Group Ltd.

GEUKING, M. B., WEBER, J., DEWANNIEUX, M., GORELIK, E., HEIDMANN, T., HENGARTNER, H., ZINKERNAGEL, R. M. & HANGARTNER, L. 2009. Recombination of Retrotransposon and Exogenous RNA Virus Results in Nonretroviral cDNA Integration. *Science,* 323, 393-396.

GOLDMAN, S., BRON, D., TOUSSEYN, T., VIERASU, I., DEWISPELAERE, L., HEIMANN, P., COGAN, E. & GOLDMAN, M. 2021. Rapid Progression of Angioimmunoblastic T Cell Lymphoma Following BNT162b2 mRNA Vaccine Booster Shot: A Case Report. *Frontiers in Medicine,* 8.

GROBBELAAR, L. M., VENTER, C., VLOK, M., NGOEPE, M., LAUBSCHER, G. J., LOURENS, P. J., STEENKAMP, J., KELL, D. B. & PRETORIUS, E. 2021. SARS-CoV-2 spike protein S1 induces fibrin(ogen) resistant to fibrinolysis: implications for microclot formation in COVID-19. *Bioscience reports,* 41, BSR20210611.

GUNDRY, S. R. 2021. Abstract 10712: Mrna COVID Vaccines Dramatically Increase Endothelial Inflammatory Markers and ACS Risk as Measured by the PULS Cardiac Test: a Warning. *Circulation,* 144, A10712-A10712.

HEITMANN, J. S., BILICH, T., TANDLER, C., NELDE, A., MARINGER, Y., MARCONATO, M., REUSCH, J., JÄGER, S., DENK, M., RICHTER, M., ANTON, L., WEBER, L. M., ROERDEN, M., BAUER, J., RIETH, J., WACKER, M., HÖRBER, S., PETER, A., MEISNER, C., FISCHER, I., LÖFFLER, M. W., KARBACH, J., JÄGER, E., KLEIN, R., RAMMENSEE, H.-G., SALIH, H. R. & WALZ, J. S. 2021. A COVID-19 peptide vaccine for the induction of SARS-CoV-2 T cell immunity. *Nature.*

IVANOVA, E. N., DEVLIN, J. C., BUUS, T. B., KOIDE, A., SHWETAR, J., CORNELIUS, A., SAMANOVIC, M. I., HERRERA, A., MIMITOU, E. & ZHANG, C. 2021. SARS-CoV-2 mRNA vaccine elicits a potent adaptive immune response in the absence of IFN-mediated inflammation observed in COVID-19. *medRxiv*, 2021.04. 20.21255677.

JÄGER, D. B. (2022) ,BBC News - Dr Beate Jaeger und Dr Asad Khan zur'Apheresis' Long Covid Behandlung

', Available: https://www.youtube.com/watch?v=h_LZSh9k-zU (Accessed).

JIANG, H. & MEI, Y.-F. 2021. SARS-CoV-2 Spike Impairs DNA Damage Repair and Inhibits V (D) J Recombination In Vitro. *Viruses,* 13, 2056.

KERR, J. R. 2019. Epstein-Barr virus (EBV) reactivation and therapeutic inhibitors. *Journal of Clinical Pathology,* 72, 651-658.

KINO, T., BURD, I. & SEGARS, J. H. 2021. Dexamethasone for Severe COVID-19: How Does It

Work at Cellular and Molecular Levels? *International Journal of Molecular Sciences,* 22, 6764.

KIRSCH, S. 2021. Hace Covid vaccines killed 200.000 Americans? *FDA.* skirsch.com: Covid-19 Early treatment fund.

KOSS, M., KURZ, P., TSOBANELIS, T., LEHMACHER, W., FASSBENDER, C., KLINGEL, R. & KOCH, F. H. 2009. Prospective, randomized, controlled clinical study evaluating the efficacy of Rheopheresis for dry age-related macular degeneration. Dry AMD treatment with Rheopheresis Trial-ART. *Graefe's archive for clinical and experimental ophthalmology = Albrecht von Graefes Archiv für klinische und experimentelle Ophthalmologie,* 247, 1297-306.

KOSTOFF, R. N., CALINA, D., KANDUC, D., BRIGGS, M. B., VLACHOYIANNOPOULOS, P., SVISTUNOV, A. A. & TSATSAKIS, A. 2021. Why are we vaccinating children against COVID-19? *Toxicology Reports,* 8, 1665-1684.

KRAMMER, F., SRIVASTAVA, K., TEAM, T. P. & SIMON, V. 2021. Robust spike antibody responses and increased reactogenicity in seropositive individuals after a single dose of SARS-CoV-2 mRNA vaccine. *medRxiv,* 2021.01.29.21250653.

LAUBSCHER, G. J., LOURENS, P. J., VENTER, C., KELL, D. B. & PRETORIUS, E. 2021. TEG(®), Microclot and Platelet Mapping for Guiding Early Management of Severe COVID-19 Coagulopathy. *Journal of clinical medicine,* 10, 5381.

LAZARUS, R., KLOMPAS, M., CAMPION, F. X., MCNABB, S. J. N., HOU, X., DANIEL, J., HANEY, G., DEMARIA, A., LENERT, L. & PLATT, R. 2009. Electronic Support for Public Health: Validated Case Finding and Reporting for

Notifiable Diseases Using Electronic Medical Data. *Journal of the American Medical Informatics Association,* 16, 18-24.

LEE, W. S., WHEATLEY, A. K., KENT, S. J. & DEKOSKY, B. J. 2020. Antibody-dependent enhancement and SARS-CoV-2 vaccines and therapies. *Nature Microbiology,* 5, 1185-1191.

LEI, Y., ZHANG, J., SCHIAVON, C. R., HE, M., CHEN, L., SHEN, H., ZHANG, Y., YIN, Q., CHO, Y., ANDRADE, L., SHADEL, G. S., HEPOKOSKI, M., LEI, T., WANG, H., ZHANG, J., YUAN, J. X.-J., MALHOTRA, A., MANOR, U., WANG, S., YUAN, Z.-Y. & SHYY, J. Y.-J. 2021. SARS-CoV-2 Spike Protein Impairs Endothelial Function via Downregulation of ACE 2. *Circulation Research,* 128, 1323-1326.

LI, D., SHAO, R., WANG, N., ZHOU, N., DU, K., SHI, J., WANG, Y., ZHAO, Z., YE, X., ZHANG, X. & XU, H. 2021a. Sulforaphane Activates a lysosome-dependent transcriptional program to mitigate oxidative stress. *Autophagy,* 17, 872-887.

LI, F., LI, J., WANG, P.-H., YANG, N., HUANG, J., OU, J., XU, T., ZHAO, X., LIU, T., HUANG, X., WANG, Q., LI, M., YANG, L., LIN, Y., CAI, Y., CHEN, H. & ZHANG, Q. 2021b. SARS-CoV-2 spike promotes inflammation and apoptosis through autophagy by ROS-suppressed PI3K/AKT/mTOR signaling. *Biochimica et Biophysica Acta (BBA) - Molecular Basis of Disease,* 1867, 166260.

LISEWSKI, A. M. 2020. Association between influenza vaccination rates and SARS-CoV-2 outbreak infection rates in OECD countries. *Available at SSRN 3558270.*

MANKE, A., WANG, L. & ROJANASAKUL, Y. 2013. Mechanisms of Nanoparticle-Induced Oxidative

Stress and Toxicity. *BioMed Research International,* 2013, 942916.

MCKERNAN, K., KYRIAKOPOULOS, A. M. & MCCULLOUGH, P. A. 2021. Differences in Vaccine and SARS-CoV-2 Replication Derived mRNA: Implications for Cell Biology and Future Disease.

MITANI, K. & KUBO, S. 2002. Adenovirus as an integrating vector. *Curr Gene Ther,* 2, 135-44.

MORENO, A., PITOC, G. A., GANSON, N. J., LAYZER, J. M., HERSHFIELD, M. S., TARANTAL, A. F. & SULLENGER, B. A. 2019. Anti-PEG Antibodies Inhibit the Anticoagulant Activity of PEGylated Aptamers. *Cell Chemical Biology,* 26, 634-644.e3.

NDEUPEN, S., QIN, Z., JACOBSEN, S., ESTANBOULI, H., BOUTEAU, A. & IGYÁRTÓ, B. Z. 2021. The mRNA-LNP platform's lipid nanoparticle component used in preclinical vaccine studies is highly inflammatory. *bioRxiv*, 2021.03.04.430128.

OLAJIDE, O. A., IWUANYANWU, V. U., ADEGBOLA, O. D. & AL-HINDAWI, A. A. 2021. SARS-CoV-2 Spike Glycoprotein S1 Induces Neuroinflammation in BV-2 Microglia. *Molecular Neurobiology*.

PATTERSON, B. K., FRANCISCO, E. B., YOGENDRA, R., LONG, E., PISE, A., RODRIGUES, H., HALL, E., HERRERA, M., PARIKH, P., GUEVARA-COTO, J., TRICHE, T. J., SCOTT, P., HEKMATI, S., MAGLINTE, D., CHANG, X., MORA-RODRÍGUEZ, R. A. & MORA, J. 2022. Persistence of SARS CoV-2 S1 Protein in CD16+ Monocytes in Post-Acute Sequelae of COVID-19 (PASC) up to 15 Months Post-Infection. *Frontiers in Immunology,* 12.

PATTERSON, B. K., GUEVARA-COTO, J., YOGENDRA, R., FRANCISCO, E. B., LONG, E., PISE, A., RODRIGUES, H., PARIKH, P., MORA, J. & MORA-RODRÍGUEZ, R. A. 2021. Immune-Based Prediction of COVID-19 Severity and Chronicity Decoded Using Machine Learning. *Frontiers in Immunology,* 12.

PAUL-EHRLICH-INSTITUT (2021) ‚Datenbank mit Verdachtsfällen von Impfkomplikationen', *PEI Arzneimittelsicherheit* [Online]. Available: https://www.pei.de/DE/arzneimittelsicherheit/pharmakovigilanz/uaw-datenbank/uaw-datenbank-node.html (Accessed 14.08.2021).

PEI (2021) ‚Verdachtsfälle von Nebenwirkungen und Impfkomplikationen nach Impfung zum Schutz vor COVID-19 seit Beginn der Impfkampagne am 27.12.2020 bis zum 30.09.2021', *PEI.de* [Online]. Available: https://www.pei.de/SharedDocs/Downloads/DE/newsroom/dossiers/sicherheitsberichte/sicherheitsbericht-27-12-20-bis-30-09-21.pdf?__blob=publicationFile&v=8 (Accessed).

PERICO, L., MORIGI, M., GALBUSERA, M., PEZZOTTA, A., GASTOLDI, S., IMBERTI, B., PERNA, A., RUGGENENTI, P., DONADELLI, R., BENIGNI, A. & REMUZZI, G. 2022. SARS-CoV-2 Spike Protein 1 Activates Microvascular Endothelial Cells and Complement System Leading to Platelet Aggregation. *Frontiers in Immunology,* 13.

PETRUK, G., PUTHIA, M., PETRLOVA, J., SAMSUDIN, F., STRÖMDAHL, A.-C., CERPS, S., ULLER, L., KJELLSTRÖM, S., BOND, P. J., SCHMIDTCHEN & ARTUR 2020. SARS-CoV-2 spike protein binds to bacterial lipopolysaccharide and boosts proinflammatory activity. *Journal of Molecular Cell Biology,* 12, 916-932.

PFIZER, A. 2020. Phase 1/2/3, Placebo-Controlled, Randomized, Observer-Blind, Dose-Finding Study to Evaluate the Safety, Tolerability, Immunogenicity, and Efficacy of SARS-CoV-2 RNA

Vaccine Candidates Against COVID-19 in Healthy Individuals.

PROF. DR. HELLWIG, S. 2021. „Long-COVID-Syndrom" – Müde, abgeschlagen, depressiv? . Universitätsklinikum Freiburg: YouTube.

REYNOLDS, J. L. & MAHAJAN, S. D. 2021. SARS-COV2 Alters Blood Brain Barrier Integrity Contributing to Neuro-Inflammation. *Journal of Neuroimmune Pharmacology,* 16, 4-6.

RHEA, E. M., LOGSDON, A. F., HANSEN, K. M., WILLIAMS, L. M., REED, M. J., BAUMANN, K. K., HOLDEN, S. J., RABER, J., BANKS, W. A. & ERICKSON, M. A. 2021. The S1 protein of SARS-CoV-2 crosses the blood-brain barrier in mice. *Nature Neuroscience,* 24, 368-378.

RICKE, D. O. 2021. Two Different Antibody-Dependent Enhancement (ADE) Risks for SARS-CoV-2 Antibodies. *Frontiers in Immunology,* 12, 443.

RIKIN, S., JIA, H., VARGAS, C. Y., CASTELLANOS DE BELLIARD, Y., REED, C., LARUSSA, P., LARSON, E. L., SAIMAN, L. & STOCKWELL, M. S. 2018. Assessment of temporally-related acute respiratory illness following influenza vaccination. *Vaccine,* 36, 1958-1964.

RKI (2017) ‚Warum hat die STIKO empfohlen, auf eine Aspiration bei der Injektion von Impfstoffen zu verzichten?', Available: https://www.rki.de/DE/Content/Infekt/Impfen/Stichwortliste/A/Aspiration.html (Accessed 10.11.2021).

RKI (2021) ‚Wöchentlicher Lagebericht des RKI', *www.rki.de* [Online]. Available: https://www.rki.de/DE/Content/InfAZ/N/Neuartiges Coronavirus/Situationsberichte/Wochenbericht/Wochenbericht 2021-09-

30.pdf?__blob=publicationFile (Accessed 10.11.2021).

RÖLTGEN, K., NIELSEN, S. C. A., SILVA, O., YOUNES, S. F., ZASLAVSKY, M., COSTALES, C., YANG, F., WIRZ, O. F., SOLIS, D., HOH, R. A., WANG, A., ARUNACHALAM, P. S., COLBURG, D., ZHAO, S., HARAGUCHI, E., LEE, A. S., SHAH, M. M., MANOHAR, M., CHANG, I., GAO, F., MALLAJOSYULA, V., LI, C., LIU, J., SHOURA, M. J., SINDHER, S. B., PARSONS, E., DASHDORJ, N. J., DASHDORJ, N. D., MONROE, R., SERRANO, G. E., BEACH, T. G., CHINTHRAJAH, R. S., CHARVILLE, G. W., WILBUR, J. L., WOHLSTADTER, J. N., DAVIS, M. M., PULENDRAN, B., TROXELL, M. L., SIGAL, G. B., NATKUNAM, Y., PINSKY, B. A., NADEAU, K. C. & BOYD, S. D. Immune imprinting, breadth of variant recognition, and germinal center response in human SARS-CoV-2 infection and vaccination. *Cell*.

SAAD, M. H., BADIERAH, R., REDWAN, E. M. & EL-FAKHARANY, E. M. 2021. A Comprehensive Insight into the Role of Exosomes in Viral Infection: Dual Faces Bearing Different Functions. *Pharmaceutics,* 13, 1405.

SENEFF, S., NIGH, G., KYRIAKOPOULOS, A. M. & MCCULLOUGH, P. A. 2022. Innate Immune Suppression by SARS-CoV-2 mRNA Vaccinations: The role of G-quadruplexes, exosomes and microRNAs. *Authorea Preprints*.

SHEIKHZADEH HESARI, F., HOSSEINZADEH, S. S. & ASL MONADI SARDROUD, M. A. 2021. Review of COVID-19 and male genital tract. *Andrologia,* 53, e13914.

SHIMABUKURO, T. T., KIM, S. Y., MYERS, T. R., MORO, P. L., ODUYEBO, T., PANAGIOTAKOPOULOS, L., MARQUEZ, P. L., OLSON, C. K., LIU, R., CHANG,

K. T., ELLINGTON, S. R., BURKEL, V. K.,
SMOOTS, A. N., GREEN, C. J., LICATA, C.,
ZHANG, B. C., ALIMCHANDANI, M., MBA-JONAS, A.,
MARTIN, S. W., GEE, J. M. & MEANEY-DELMAN, D.
M. 2021. Preliminary Findings of mRNA Covid-19
Vaccine Safety in Pregnant Persons. *New
England Journal of Medicine,* 384, 2273-2282.
SHIRATO, K. & KIZAKI, T. 2021. SARS-CoV-2 spike
protein S1 subunit induces pro-inflammatory
responses via toll-like receptor 4 signaling
in murine and human macrophages. *Heliyon,* 7,
e06187.
SKIBA, M. A. & KRUSE, A. C. 2020. Autoantibodies as
endogenous modulators of GPCR signaling.
Trends in Pharmacological Sciences.
STACCHIOTTI, A. & CORSETTI, G. 2020. Natural
Compounds and Autophagy: Allies Against
Neurodegeneration. *Frontiers in Cell and
Developmental Biology,* 8.
SUBRAMANIAN, S. V. & KUMAR, A. 2021. Increases in
COVID-19 are unrelated to levels of
vaccination across 68 countries and 2947
counties in the United States. *European
journal of epidemiology*, 1-4.
SZABAT-IRIAKA, B. & LE BORGNE, M. 2021. Brain
safety concerns of nanomedicines: The need for
a specific regulatory framework. *Drug
Discovery Today.*
TINARI, S. 2021. The EMA covid-19 data leak, and
what it tells us about mRNA instability. *BMJ,*
372, n627.
UK-HEALTH-SECURITY-AGENCY (2021) ,Covid-19 vaccine
surveillance report week 42', Available:
https://www.gov.uk/government/publications/cov
id-19-vaccine-weekly-surveillance-reports
(Accessed 10.11.2021).

VLACHOYIANNOPOULOS, P. G., MAGIRA, E., ALEXOPOULOS, H., JAHAJ, E., THEOPHILOPOULOU, K., KOTANIDOU, A. & TZIOUFAS, A. G. 2020. Autoantibodies related to systemic autoimmune rheumatic diseases in severely ill patients with COVID-19. *Annals of the Rheumatic Diseases,* 79, 1661-1663.

VOJDANI, A., VOJDANI, E. & KHARRAZIAN, D. 2021. Reaction of Human Monoclonal Antibodies to SARS-CoV-2 Proteins With Tissue Antigens: Implications for Autoimmune Diseases. *Frontiers in Immunology,* 11.

WALACH, H., KLEMENT, R. J. & AUKEMA, W. 2021. The safety of covid-19 vaccinations—we should rethink the policy. *Vaccines,* 9, 693.

WALLUKAT, G., MÜLLER, J. & HETZER, R. 2002. Specific removal of β1-adrenergic autoantibodies from patients with idiopathic dilated cardiomyopathy. *New England Journal of Medicine,* 347, 1806-1806.

WALSH, E. E., FRENCK, R. W., FALSEY, A. R., KITCHIN, N., ABSALON, J., GURTMAN, A., LOCKHART, S., NEUZIL, K., MULLIGAN, M. J., BAILEY, R., SWANSON, K. A., LI, P., KOURY, K., KALINA, W., COOPER, D., FONTES-GARFIAS, C., SHI, P.-Y., TÜRECI, Ö., TOMPKINS, K. R., LYKE, K. E., RAABE, V., DORMITZER, P. R., JANSEN, K. U., ŞAHIN, U. & GRUBER, W. C. 2020. Safety and Immunogenicity of Two RNA-Based Covid-19 Vaccine Candidates. *New England Journal of Medicine,* 383, 2439-2450.

WATANABE, Y., MENDONÇA, L., ALLEN, E. R., HOWE, A., LEE, M., ALLEN, J. D., CHAWLA, H., PULIDO, D., DONNELLAN, F., DAVIES, H., ULASZEWSKA, M., BELIJ-RAMMERSTORFER, S., MORRIS, S., KREBS, A.-S., DEJNIRATTISAI, W., MONGKOLSAPAYA, J.,

SUPASA, P., SCREATON, G. R., GREEN, C. M., LAMBE, T., ZHANG, P., GILBERT, S. C. & CRISPIN, M. 2021. Native-like SARS-CoV-2 Spike Glycoprotein Expressed by ChAdOx1 nCoV-19/AZD1222 Vaccine. *ACS Central Science,* 7, 594-602.

WISE, J. 2021. Covid-19: European countries suspend use of Oxford-AstraZeneca vaccine after reports of blood clots. British Medical Journal Publishing Group.

WOLFF, G. G. 2020. Influenza vaccination and respiratory virus interference among Department of Defense personnel during the 2017-2018 influenza season. *Vaccine,* 38, 350-354.

YANG, Q., JACOBS, T. M., MCCALLEN, J. D., MOORE, D. T., HUCKABY, J. T., EDELSTEIN, J. N. & LAI, S. K. 2016. Analysis of Pre-existing IgG and IgM Antibodies against Polyethylene Glycol (PEG) in the General Population. *Analytical Chemistry,* 88, 11804-11812.

ZHANG, L., RICHARDS, A., BARRASA, M. I., HUGHES, S. H., YOUNG, R. A. & JAENISCH, R. 2021. Reverse-transcribed SARS-CoV-2 RNA can integrate into the genome of cultured human cells and can be expressed in patient-derived tissues. *Proceedings of the National Academy of Sciences,* 118, e2105968118.

ZHENG, Y., ZHAO, J., LI, J., GUO, Z., SHENG, J., YE, X., JIN, G., WANG, C., CHAI, W. & YAN, J. 2021. SARS-CoV-2 spike protein causes blood coagulation and thrombosis by competitive binding to heparan sulfate. *International Journal of Biological Macromolecules,* 193, 1124-1129.

Fussnoten

[1] LAZARUS, R., KLOMPAS, M., CAMPION, F. X., MCNABB, S. J. N., HOU, X., DANIEL, J., HANEY, G., DEMARIA, A., LENERT, L. & PLATT, R. 2009. Electronic Support for Public Health: Validated Case Finding and Reporting for Notifiable Diseases Using Electronic Medical Data. *Journal of the American Medical Informatics Association,* 16, 18-24.

[2] KIRSCH, S. 2021. Hace Covid vaccines killed 200.000 Americans? *FDA.* skirsch.com: Covid-19 Early treatment fund.

[3] PEI (2021) ‚Verdachtsfälle von Nebenwirkungen und Impfkomplikationen nach Impfung zum Schutz vor COVID-19 seit Beginn der Impfkampagne am 27.12.2020 bis zum 30.09.2021‘, *PEI.de* [Online]. Available: https://www.pei.de/SharedDocs/Downloads/DE/newsroom/dossiers/sicherheitsberichte/sicherheitsbericht-27-12-20-bis-30-09-21.pdf?__blob=publicationFile&v=8 (Accessed).

[4] PAUL-EHRLICH-INSTITUT (2021) ‚Datenbank mit Verdachtsfällen von Impfkomplikationen‘, *PEI Arzneimittelsicherheit* [Online]. Available: https://www.pei.de/DE/arzneimittelsicherheit/pharmakovigilanz/uaw-datenbank/uaw-datenbank-node.html (Accessed 14.08.2021).

[5] ÄRZTE-FÜR-AUFKLÄRUNG (2021) ‚Evidenzbasierende Informationen zur aktuellen Pandemie‘, Available: https://www.aerztefueraufklaerung.de/news/index.php#410325add50e79a01 (Accessed).

[6] RKI (2021) ‚Wöchentlicher Lagebericht des RKI‘, *www.rki.de* [Online]. Available: https://www.rki.de/DE/Content/InfAZ/N/Neuartiges_Coronavirus/Situationsberichte/Wochenbericht/Wochenberic ht_2021-09-30.pdf?__blob=publicationFile (Accessed 10.11.2021).

[7] ATZMON, G. (2021) ‚The Israeli People Committee's April Report on the lethal impact of vaccinations — Gilad Atzmon thoughts and music‘, Available: https://gilad.online/writings/2021/4/21/the-israeli-people-committees-april-report-on-the-lethal-impact-of-vaccinations (Accessed 14.08.2021).

[8] WALACH, H., KLEMENT, R. J. & AUKEMA, W. 2021. The safety of covid-19 vaccinations—we should rethink the policy. *Vaccines,* 9, 693.

[9] KOSTOFF, R. N., CALINA, D., KANDUC, D., BRIGGS, M. B., VLACHOYIANNOPOULOS, P., SVISTUNOV, A. A. & TSATSAKIS, A. 2021. Why are we vaccinating children against COVID-19? *Toxicology Reports,* 8, 1665-1684.

[10] KRAMMER, F., SRIVASTAVA, K., TEAM, T. P. & SIMON, V. 2021. Robust spike antibody responses and increased reactogenicity in seropositive individuals after a single dose of SARS-CoV-2 mRNA vaccine. *medRxiv,* 2021.01.29.21250653.

[11] CLASSEN, B. US COVID-19 Vaccines Proven to Cause More Harm than Good Based on Pivotal Clinical Trial Data Analyzed Using the Proper Scientific Endpoint,"All Cause Severe Morbidity". Trends Int Med. 2021; 1 (1): 1-6. *Correspondence: J. Bart Classen, MD, Classen Immunotherapies, Inc,* 3637.

[12] UK-HEALTH-SECURITY-AGENCY (2021) ‚Covid-19 vaccine surveillance report week 42‘, Available: https://www.gov.uk/government/publications/covid-19-vaccine-weekly-surveillance-reports (Accessed 10.11.2021).

[13] EMA (2021b) ‚EudraVigilance-European database of suspected adverse drug reaction reports‘, Available: https://www.adrreports.eu (Accessed 10.11.2021).

[xiv] DOSHI, P. 2021a. Does the FDA think these data justify the first full approval of a covid-19 vaccine? *BMJ*

[15] WATANABE, Y., MENDONÇA, L., ALLEN, E. R., HOWE, A., LEE, M., ALLEN, J. D., CHAWLA, H., PULIDO, D., DONNELLAN, F., DAVIES, H., ULASZEWSKA, M., BELIJ-RAMMERSTORFER, S., MORRIS, S., KREBS, A.-S., DEJNIRATTISAI, W., MONGKOLSAPAYA, J., SUPASA, P., SCREATON, G. R., GREEN,

C. M., LAMBE, T., ZHANG, P., GILBERT, S. C. & CRISPIN, M. 2021. Native-like SARS-CoV-2 Spike Glycoprotein Expressed by ChAdOx1 nCoV-19/AZD1222 Vaccine. *ACS Central Science*, 7, 594-602.

[16] WISE, J. 2021. Covid-19: European countries suspend use of Oxford-AstraZeneca vaccine after reports of blood clots. British Medical Journal Publishing Group.

[17] RKI (2017) ,Warum hat die STIKO empfohlen, auf eine Aspiration bei der Injektion von Impfstoffen zu verzichten?', Available: https://www.rki.de/DE/Content/Infekt/Impfen/Stichwortliste/A/Aspiration.html (Accessed 10.11.2021).

[18] MITANI, K. & KUBO, S. 2002. Adenovirus as an integrating vector. *Curr Gene Ther*, 2, 135-44.

[19] DWIVEDI, R. 2021. Research looks at inflammatory nature of lipid nanoparticle component in mRNA vaccines. @NewsMedical.

[20] NDEUPEN, S., QIN, Z., JACOBSEN, S., ESTANBOULI, H., BOUTEAU, A. & IGYÁRTÓ, B. Z. 2021. The mRNA-LNP platform's lipid nanoparticle component used in preclinical vaccine studies is highly inflammatory. *bioRxiv*, 2021.03.04.430128.

[21] MANKE, A., WANG, L. & ROJANASAKUL, Y. 2013. Mechanisms of Nanoparticle-Induced Oxidative Stress and Toxicity. *BioMed Research International*, 2013, 942916.

[22] SZABAT-IRIAKA, B. & LE BORGNE, M. 2021. Brain safety concerns of nanomedicines: The need for a specific regulatory framework. *Drug Discovery Today*.

[23] DOSHI, P. 2021b. *Peter Doshi: Pfizer and Moderna's "95% effective" vaccines—we need more details and the raw data - The BMJ*. @bmj_latest.

[24] TINARI, S. 2021. The EMA covid-19 data leak, and what it tells us about mRNA instability. *BMJ*, 372, n627.

[25] EMA 2021a. Assessment report: COVID-19 Vaccine Moderna. *In:* USE, C. F. M. P. F. H. (ed.). Committee for Medicinal Products for Human Use: EMA.

[26] YANG, Q., JACOBS, T. M., MCCALLEN, J. D., MOORE, D. T., HUCKABY, J. T., EDELSTEIN, J. N. & LAI, S. K. 2016. Analysis of Pre-existing IgG and IgM Antibodies against Polyethylene Glycol (PEG) in the General Population. *Analytical Chemistry*, 88, 11804-11812.

[27] MORENO, A., PITOC, G. A., GANSON, N. J., LAYZER, J. M., HERSHFIELD, M. S., TARANTAL, A. F. & SULLENGER, B. A. 2019. Anti-PEG Antibodies Inhibit the Anticoagulant Activity of PEGylated Aptamers. *Cell Chemical Biology*, 26, 634-644.e3.

[28] GEUKING, M. B., WEBER, J., DEWANNIEUX, M., GORELIK, E., HEIDMANN, T., HENGARTNER, H., ZINKERNAGEL, R. M. & HANGARTNER, L. 2009. Recombination of Retrotransposon and Exogenous RNA Virus Results in Nonretroviral cDNA Integration. *Science*, 323, 393-396.

[29] ZHANG, L., RICHARDS, A., BARRASA, M. I., HUGHES, S. H., YOUNG, R. A. & JAENISCH, R. 2021. Reverse-transcribed SARS-CoV-2 RNA can integrate into the genome of cultured human cells and can be expressed in patient-derived tissues. *Proceedings of the National Academy of Sciences*, 118, e2105968118.

[30] EGCG 400 mg, NOW

[31] NAC 750, Vit4ever

[32] DENG, S., SHANMUGAM, M. K., KUMAR, A. P., YAP, C. T., SETHI, G. & BISHAYEE, A. 2019. Targeting autophagy using natural compounds for cancer prevention and therapy. *Cancer*, 125, 1228-1246.

[33] STACCHIOTTI, A. & CORSETTI, G. 2020. Natural Compounds and Autophagy: Allies Against Neurodegeneration. *Frontiers in Cell and Developmental Biology*, 8.

[34] LI, D., SHAO, R., WANG, N., ZHOU, N., DU, K., SHI, J., WANG, Y., ZHAO, Z., YE, X., ZHANG, X. & XU, H. 2021a. Sulforaphane Activates a lysosome-dependent transcriptional program to mitigate oxidative stress. *Autophagy*, 17, 872-887.

[35] Sulforaphan 50 mg, Only Nature

[36] Lipo Curcumin Booster, Mitocare

[37] Transresveratrol 500 mg, Only Nature

[38] MCKERNAN, K., KYRIAKOPOULOS, A. M. & MCCULLOUGH, P. A. 2021. Differences in Vaccine and SARS-CoV-2 Replication Derived mRNA: Implications for Cell Biology and Future Disease.

[39] RÖLTGEN, K., NIELSEN, S. C. A., SILVA, O., YOUNES, S. F., ZASLAVSKY, M., COSTALES, C., YANG, F., WIRZ, O. F., SOLIS, D., HOH, R. A., WANG, A., ARUNACHALAM, P. S., COLBURG, D., ZHAO, S., HARAGUCHI, E., LEE, A. S., SHAH, M. M., MANOHAR, M., CHANG, I., GAO, F., MALLAJOSYULA, V., LI, C., LIU, J., SHOURA, M. J., SINDHER, S. B., PARSONS, E., DASHDORJ, N. J., DASHDORJ, N. D., MONROE, R., SERRANO, G. E., BEACH, T. G., CHINTHRAJAH, R. S., CHARVILLE, G. W., WILBUR, J. L., WOHLSTADTER, J. N., DAVIS, M. M., PULENDRAN, B., TROXELL, M. L., SIGAL, G. B., NATKUNAM, Y., PINSKY, B. A., NADEAU, K. C. & BOYD, S. D. Immune imprinting, breadth of variant recognition, and germinal center response in human SARS-CoV-2 infection and vaccination. *Cell.*

[40] PATTERSON, B. K., FRANCISCO, E. B., YOGENDRA, R., LONG, E., PISE, A., RODRIGUES, H., HALL, E., HERRERA, M., PARIKH, P., GUEVARA-COTO, J., TRICHE, T. J., SCOTT, P., HEKMATI, S., MAGLINTE, D., CHANG, X., MORA-RODRÍGUEZ, R. A. & MORA, J. 2022. Persistence of SARS CoV-2 S1 Protein in CD16+ Monocytes in Post-Acute Sequelae of COVID-19 (PASC) up to 15 Months Post-Infection. *Frontiers in Immunology,* 12.

[41] ALDÉN, M., OLOFSSON FALLA, F., YANG, D., BARGHOUTH, M., LUAN, C., RASMUSSEN, M. & DE MARINIS, Y. 2022. Intracellular Reverse Transcription of Pfizer BioNTech COVID-19 mRNA Vaccine BNT162b2 In Vitro in Human Liver Cell Line. *Current Issues in Molecular Biology,* 44, 1115-1126.

[42] CHEN, J., WANG, P., YUAN, L., ZHANG, L., ZHANG, L., ZHAO, H., CHEN, C., CHEN, Y., HAN, J., JIA, J., LU, Z., HONG, J., CHEN, L., FAN, C., LU, Z., WANG, Q., CHEN, R., CAI, M., QI, R., WANG, X., MA, J., ZHOU, M., YU, H., ZHUANG, C., LIU, X., HAN, Q., WANG, G., SU, Y., YUAN, Q., CHENG, T., WU, T., YE, X., LI, C., ZHANG, T., ZHANG, J., ZHU, H., CHEN, Y., CHEN, H. & XIA, N. 2021. A live attenuated influenza virus-vectored intranasal COVID-19 vaccine provides rapid, prolonged, and broad protection against SARS-CoV-2 infection. *bioRxiv,* 2021.11.13.468472.

[43] HEITMANN, J. S., BILICH, T., TANDLER, C., NELDE, A., MARINGER, Y., MARCONATO, M., REUSCH, J., JÄGER, S., DENK, M., RICHTER, M., ANTON, L., WEBER, L. M., ROERDEN, M., BAUER, J., RIETH, J., WACKER, M., HÖRBER, S., PETER, A., MEISNER, C., FISCHER, I., LÖFFLER, M. W., KARBACH, J., JÄGER, E., KLEIN, R., RAMMENSEE, H.-G., SALIH, H. R. & WALZ, J. S. 2021. A COVID-19 peptide vaccine for the induction of SARS-CoV-2 T cell immunity. *Nature.*

[44] PEI (2021) ‚Verdachtsfälle von Nebenwirkungen und Impfkomplikationen nach Impfung zum Schutz vor COVID-19 seit Beginn der Impfkampagne am 27.12.2020 bis zum 30.09.2021', *PEI.de* [Online]. Available: https://www.pei.de/SharedDocs/Downloads/DE/newsroom/dossiers/sicherheitsberichte/sicherheitsbericht-27-12-20-bis-30-09-21.pdf?__blob=publicationFile&v=8 (Accessed).

[45] GUNDRY, S. R. 2021. Abstract 10712: Mrna COVID Vaccines Dramatically Increase Endothelial Inflammatory Markers and ACS Risk as Measured by the PULS Cardiac Test: a Warning. *Circulation,* 144, A10712-A10712.

[46] GROBBELAAR, L. M., VENTER, C., VLOK, M., NGOEPE, M., LAUBSCHER, G. J., LOURENS, P. J., STEENKAMP, J., KELL, D. B. & PRETORIUS, E. 2021. SARS-CoV-2 spike protein S1 induces fibrin(ogen) resistant to fibrinolysis: implications for microclot formation in COVID-19. *Bioscience reports,* 41, BSR20210611.

[47] PERICO, L., MORIGI, M., GALBUSERA, M., PEZZOTTA, A., GASTOLDI, S., IMBERTI, B., PERNA, A., RUGGENENTI, P., DONADELLI, R., BENIGNI, A. & REMUZZI, G. 2022. SARS-CoV-2 Spike Protein 1

Activates Microvascular Endothelial Cells and Complement System Leading to Platelet Aggregation. *Frontiers in Immunology,* 13.

[48] ZHENG, Y., ZHAO, J., LI, J., GUO, Z., SHENG, J., YE, X., JIN, G., WANG, C., CHAI, W. & YAN, J. 2021. SARS-CoV-2 spike protein causes blood coagulation and thrombosis by competitive binding to heparan sulfate. *International Journal of Biological Macromolecules,* 193, 1124-1129.

[49] LAUBSCHER, G. J., LOURENS, P. J., VENTER, C., KELL, D. B. & PRETORIUS, E. 2021. TEG(®), Microclot and Platelet Mapping for Guiding Early Management of Severe COVID-19 Coagulopathy. *Journal of clinical medicine,* 10, 5381.

[50] Nattokinase, Vit4Ever, 100 mg/2.000 FU pro Kapsel

[51] SHEIKHZADEH HESARI, F., HOSSEINZADEH, S. S. & ASL MONADI SARDROUD, M. A. 2021. Review of COVID-19 and male genital tract. *Andrologia,* 53, e13914.

[52] BURTSCHER, J., CAPPELLANO, G., OMORI, A., KOSHIBA, T. & MILLET, G. P. 2020. Mitochondria: In the Cross Fire of SARS-CoV-2 and Immunity. *iScience,* 23, 101631.

[53] LEI, Y., ZHANG, J., SCHIAVON, C. R., HE, M., CHEN, L., SHEN, H., ZHANG, Y., YIN, Q., CHO, Y., ANDRADE, L., SHADEL, G. S., HEPOKOSKI, M., LEI, T., WANG, H., ZHANG, J., YUAN, J. X.-J., MALHOTRA, A., MANOR, U., WANG, S., YUAN, Z.-Y. & SHYY, J. Y.-J. 2021. SARS-CoV-2 Spike Protein Impairs Endothelial Function via Downregulation of ACE 2. *Circulation Research,* 128, 1323-1326.

[54] Butyrat Sodium/Potassium, BodyBio

[55] OPC, Natural Elements

[56] Mitochondrien Formula, Mitocare

[57] UK-HEALTH-SECURITY-AGENCY (2021) ‚Covid-19 vaccine surveillance report week 42', Available: https://www.gov.uk/government/publications/covid-19-vaccine-weekly-surveillance-reports (Accessed 10.11.2021).

[58] BUZHDYGAN, T. P., DEORE, B. J., BALDWIN-LECLAIR, A., BULLOCK, T. A., MCGARY, H. M., KHAN, J. A., RAZMPOUR, R., HALE, J. F., GALIE, P. A., POTULA, R., ANDREWS, A. M. & RAMIREZ, S. H. 2020. The SARS-CoV-2 spike protein alters barrier function in 2D static and 3D microfluidic in-vitro models of the human blood–brain barrier. *Neurobiology of Disease,* 146, 105131.

[59] REYNOLDS, J. L. & MAHAJAN, S. D. 2021. SARS-COV2 Alters Blood Brain Barrier Integrity Contributing to Neuro-Inflammation. *Journal of Neuroimmune Pharmacology,* 16, 4-6.

[60] RHEA, E. M., LOGSDON, A. F., HANSEN, K. M., WILLIAMS, L. M., REED, M. J., BAUMANN, K. K., HOLDEN, S. J., RABER, J., BANKS, W. A. & ERICKSON, M. A. 2021. The S1 protein of SARS-CoV-2 crosses the blood–brain barrier in mice. *Nature Neuroscience,* 24, 368-378.

[61] PFIZER, A. 2020. Phase 1/2/3, Placebo-Controlled, Randomized, Observer-Blind, Dose-Finding Study to Evaluate the Safety, Tolerability, Immunogenicity, and Efficacy of SARS-CoV-2 RNA Vaccine Candidates Against COVID-19 in Healthy Individuals.

[62] WATANABE, Y., MENDONÇA, L., ALLEN, E. R., HOWE, A., LEE, M., ALLEN, J. D., CHAWLA, H., PULIDO, D., DONNELLAN, F., DAVIES, H., ULASZEWSKA, M., BELIJ-RAMMERSTORFER, S., MORRIS, S., KREBS, A.-S., DEJNIRATTISAI, W., MONGKOLSAPAYA, J., SUPASA, P., SCREATON, G. R., GREEN, C. M., LAMBE, T., ZHANG, P., GILBERT, S. C. & CRISPIN, M. 2021. Native-like SARS-CoV-2 Spike Glycoprotein Expressed by ChAdOx1 nCoV-19/AZD1222 Vaccine. *ACS Central Science,* 7, 594-602.

[63] BANSAL, S., PERINCHERI, S., FLEMING, T., POULSON, C., TIFFANY, B., BREMNER, R. M. & MOHANAKUMAR, T. 2021. Cutting Edge: Circulating Exosomes with COVID Spike Protein Are Induced by BNT162b2 (Pfizer–BioNTech) Vaccination prior to Development of Antibodies: A Novel Mechanism for Immune Activation by mRNA Vaccines. *The Journal of Immunology,* 207, 2405-2410.

[64] SAAD, M. H., BADIERAH, R., REDWAN, E. M. & EL-FAKHARANY, E. M. 2021. A Comprehensive Insight into the Role of Exosomes in Viral Infection: Dual Faces Bearing Different Functions. *Pharmaceutics,* 13, 1405.

[65] SHIMABUKURO, T. T., KIM, S. Y., MYERS, T. R., MORO, P. L., ODUYEBO, T., PANAGIOTAKOPOULOS, L., MARQUEZ, P. L., OLSON, C. K., LIU, R., CHANG, K. T., ELLINGTON, S. R., BURKEL, V. K., SMOOTS, A. N., GREEN, C. J., LICATA, C., ZHANG, B. C., ALIMCHANDANI, M., MBA-JONAS, A., MARTIN, S. W., GEE, J. M. & MEANEY-DELMAN, D. M. 2021. Preliminary Findings of mRNA Covid-19 Vaccine Safety in Pregnant Persons. *New England Journal of Medicine,* 384, 2273-2282.

[66] BROCK, A. S., THORNLEY 2021. Spontaneous Abortions and Policies on COVID-19 mRNA Vaccine Use During Pregnancy. *Science, Public Health Policy, and the Law,* 4:130-143.

[67] JIANG, H. & MEI, Y.-F. 2021. SARS–CoV–2 Spike Impairs DNA Damage Repair and Inhibits V (D) J Recombination In Vitro. *Viruses,* 13, 2056.

[68] WALSH, E. E., FRENCK, R. W., FALSEY, A. R., KITCHIN, N., ABSALON, J., GURTMAN, A., LOCKHART, S., NEUZIL, K., MULLIGAN, M. J., BAILEY, R., SWANSON, K. A., LI, P., KOURY, K., KALINA, W., COOPER, D., FONTES-GARFIAS, C., SHI, P.-Y., TÜRECI, Ö., TOMPKINS, K. R., LYKE, K. E., RAABE, V., DORMITZER, P. R., JANSEN, K. U., ŞAHIN, U. & GRUBER, W. C. 2020. Safety and Immunogenicity of Two RNA-Based Covid-19 Vaccine Candidates. *New England Journal of Medicine,* 383, 2439-2450.

[69] BROWN, C. M. 2021. Outbreak of SARS-CoV-2 Infections, Including COVID-19 Vaccine Breakthrough Infections, Associated with Large Public Gatherings—Barnstable County, Massachusetts, July 2021. *MMWR. Morbidity and Mortality Weekly Report,* 70.

[70] FURER, V., EVIATAR, T., ZISMAN, D., PELEG, H., PARAN, D., LEVARTOVSKY, D., ZISAPEL, M., ELALOUF, O., KAUFMAN, I. & MEIDAN, R. 2021. LB0003 IMMUNOGENICITY AND SAFETY OF THE BNT162b2 mRNA COVID-19 VACCINE IN ADULT PATIENTS WITH AUTOIMMUNE INFLAMMATORY RHEUMATIC DISEASES AND GENERAL POPULATION: A MULTICENTER STUDY. BMJ Publishing Group Ltd.

[71] FÖHSE, F. K., GECKIN, B., OVERHEUL, G. J., VAN DE MAAT, J., KILIC, G., BULUT, O., DIJKSTRA, H., LEMMERS, H., SARLEA, S. A., REIJNDERS, M., HOOGERWERF, J., OEVER, J. T., SIMONETTI, E., VAN DE VEERDONK, F. L., JOOSTEN, L. A. B., HAAGMANS, B. L., VAN CREVEL, R., LI, Y., VAN RIJ, R. P., GEURTSVANKESSEL, C., DE JONGE, M. I., DOMÍNGUEZ-ANDRÉS, J. & NETEA, M. G. 2021. The BNT162b2 mRNA vaccine against SARS-CoV-2 reprograms both adaptive and innate immune responses. *medRxiv,* 2021.05.03.21256520.

[72] CHIU, H.-H., WEI, K.-C., CHEN, A. & WANG, W.-H. 2021. Herpes zoster following COVID-19 vaccine: a report of three cases. *QJM: An International Journal of Medicine,* 114, 531-532.

[73] KERR, J. R. 2019. Epstein-Barr virus (EBV) reactivation and therapeutic inhibitors. *Journal of Clinical Pathology,* 72, 651-658.

[74] Haematogen, Mitocare

[75] Burg-Apotheke, Königstein

[76] Polyphenole, Mitocare

[77] Astralagus Intenso, Vit4ever

[78] Vitalpilze, Mitocare

[79] Mariendistelextrakt Biotiva

[80] Bio Colostrum, Amlawell

[81] IVANOVA, E. N., DEVLIN, J. C., BUUS, T. B., KOIDE, A., SHWETAR, J., CORNELIUS, A., SAMANOVIC, M. I., HERRERA, A., MIMITOU, E. & ZHANG, C. 2021. SARS-CoV-2 mRNA vaccine elicits a potent adaptive immune response in the absence of IFN-mediated inflammation observed in COVID-19. *medRxiv*, 2021.04. 20.21255677.

[82] SENEFF, S., NIGH, G., KYRIAKOPOULOS, A. M. & MCCULLOUGH, P. A. 2022. Innate Immune Suppression by SARS-CoV-2 mRNA Vaccinations: The role of G-quadruplexes, exosomes and microRNAs. *Authorea Preprints*.

[83] GOLDMAN, S., BRON, D., TOUSSEYN, T., VIERASU, I., DEWISPELAERE, L., HEIMANN, P., COGAN, E. & GOLDMAN, M. 2021. Rapid Progression of Angioimmunoblastic T Cell Lymphoma Following BNT162b2 mRNA Vaccine Booster Shot: A Case Report. *Frontiers in Medicine, 8.*

[84] VOJDANI, A., VOJDANI, E. & KHARRAZIAN, D. 2021. Reaction of Human Monoclonal Antibodies to SARS-CoV-2 Proteins With Tissue Antigens: Implications for Autoimmune Diseases. *Frontiers in Immunology,* 11.

[85] EHRENFELD, M., TINCANI, A., ANDREOLI, L., CATTALINI, M., GREENBAUM, A., KANDUC, D., ALIJOTAS-REIG, J., ZINSERLING, V., SEMENOVA, N., AMITAL, H. & SHOENFELD, Y. 2020. Covid-19 and autoimmunity. *Autoimmunity reviews,* 19, 102597-102597.

[86] VLACHOYIANNOPOULOS, P. G., MAGIRA, E., ALEXOPOULOS, H., JAHAJ, E., THEOPHILOPOULOU, K., KOTANIDOU, A. & TZIOUFAS, A. G. 2020. Autoantibodies related to systemic autoimmune rheumatic diseases in severely ill patients with COVID-19. *Annals of the Rheumatic Diseases,* 79, 1661-1663.

[87] WALLUKAT, G., MÜLLER, J. & HETZER, R. 2002. Specific removal of β1-adrenergic autoantibodies from patients with idiopathic dilated cardiomyopathy. *New England Journal of Medicine,* 347, 1806-1806.

[88] SKIBA, M. A. & KRUSE, A. C. 2020. Autoantibodies as endogenous modulators of GPCR signaling. *Trends in Pharmacological Sciences.*

[89] KOSS, M., KURZ, P., TSOBANELIS, T., LEHMACHER, W., FASSBENDER, C., KLINGEL, R. & KOCH, F. H. 2009. Prospective, randomized, controlled clinical study evaluating the efficacy of Rheopheresis for dry age-related macular degeneration. Dry AMD treatment with Rheopheresis Trial-ART. *Graefe's archive for clinical and experimental ophthalmology = Albrecht von Graefes Archiv für klinische und experimentelle Ophthalmologie,* 247, 1297-306.

[90] JÄGER, D. B. (2022) ‚BBC News - Dr Beate Jaeger und Dr Asad Khan zur'Apheresis' Long Covid Behandlung

', Available: https://www.youtube.com/watch?v=h_LZSh9k-zU (Accessed).

[91] FLUGE, Ø., BRULAND, O., RISA, K., STORSTEIN, A., KRISTOFFERSEN, E. K., SAPKOTA, D., NÆSS, H., DAHL, O., NYLAND, H. & MELLA, O. 2011. Benefit from B-Lymphocyte Depletion Using the Anti-CD20 Antibody Rituximab in Chronic Fatigue Syndrome. A Double-Blind and Placebo-Controlled Study. *PLOS ONE,* 6, e26358.

[92] SHIRATO, K. & KIZAKI, T. 2021. SARS-CoV-2 spike protein S1 subunit induces pro-inflammatory responses via toll-like receptor 4 signaling in murine and human macrophages. *Heliyon,* 7, e06187.

[93] LI, F., LI, J., WANG, P.-H., YANG, N., HUANG, J., OU, J., XU, T., ZHAO, X., LIU, T., HUANG, X., WANG, Q., LI, M., YANG, L., LIN, Y., CAI, Y., CHEN, H. & ZHANG, Q. 2021b. SARS-CoV-2 spike promotes inflammation and apoptosis through autophagy by ROS-suppressed PI3K/AKT/mTOR signaling. *Biochimica et Biophysica Acta (BBA) - Molecular Basis of Disease,* 1867, 166260.

[94] PETRUK, G., PUTHIA, M., PETRLOVA, J., SAMSUDIN, F., STRÖMDAHL, A.-C., CERPS, S., ULLER, L., KJELLSTRÖM, S., BOND, P. J., SCHMIDTCHEN & ARTUR 2020. SARS-CoV-2 spike protein binds to bacterial lipopolysaccharide and boosts proinflammatory activity. *Journal of Molecular Cell Biology,* 12, 916-932.

[95] Silent Immun, Mitocare

[96] KINO, T., BURD, I. & SEGARS, J. H. 2021. Dexamethasone for Severe COVID-19: How Does It Work at Cellular and Molecular Levels? *International Journal of Molecular Sciences,* 22, 6764.

[97] DUTTA, S. & SENGUPTA, P. 2020. SARS-CoV-2 infection, oxidative stress and male reproductive hormones: can testicular-adrenal crosstalk be ruled-out? *Journal of Basic and Clinical Physiology and Pharmacology,* 31.

[98] Curcumin-Loges, Dr. Loges&Co

[99] PATTERSON, B. K., GUEVARA-COTO, J., YOGENDRA, R., FRANCISCO, E. B., LONG, E., PISE, A., RODRIGUES, H., PARIKH, P., MORA, J. & MORA-RODRÍGUEZ, R. A. 2021. Immune-Based Prediction of COVID-19 Severity and Chronicity Decoded Using Machine Learning. *Frontiers in Immunology,* 12.

[100] BRUCE, P., RAM, Y., JOSE, RODRIGO, ERIC, O., JOHN, B., PURVI, P., MARK, K., GARY, K. & MICHAEL, Z. 2022. Targeting the Monocytic-Endothelial-Platelet Axis with Maraviroc and Pravastatin as a Therapeutic Option to Treat Long COVID/ Post-Acute Sequelae of COVID (PASC). *Research Square.*

[101] Ibid.

[102] LEE, W. S., WHEATLEY, A. K., KENT, S. J. & DEKOSKY, B. J. 2020. Antibody-dependent enhancement and SARS-CoV-2 vaccines and therapies. *Nature Microbiology,* 5, 1185-1191.

[103] CARDOZO, T. & VEAZEY, R. 2021. Informed consent disclosure to vaccine trial subjects of risk of COVID-19 vaccines worsening clinical disease. *International journal of clinical practice,* 75, e13795.

[104] FARSHI, E. 2020. Cytokine Storm Response to COVID-19 Vaccinations. *J Cytokine Biol,* 5, 2.

[105] RICKE, D. O. 2021. Two Different Antibody-Dependent Enhancement (ADE) Risks for SARS-CoV-2 Antibodies. *Frontiers in Immunology,* 12, 443.

[106] SUBRAMANIAN, S. V. & KUMAR, A. 2021. Increases in COVID-19 are unrelated to levels of vaccination across 68 countries and 2947 counties in the United States. *European journal of epidemiology,* 1-4.

[107] RIKIN, S., JIA, H., VARGAS, C. Y., CASTELLANOS DE BELLIARD, Y., REED, C., LARUSSA, P., LARSON, E. L., SAIMAN, L. & STOCKWELL, M. S. 2018. Assessment of temporally-related acute respiratory illness following influenza vaccination. *Vaccine,* 36, 1958-1964.

[108] WOLFF, G. G. 2020. Influenza vaccination and respiratory virus interference among Department of Defense personnel during the 2017–2018 influenza season. Ibid.38, 350-354.

[109] COWLING, B. J., FANG, V. J., NISHIURA, H., CHAN, K.-H., NG, S., IP, D. K. M., CHIU, S. S., LEUNG, G. M. & PEIRIS, J. S. M. 2012. Increased Risk of Noninfluenza Respiratory Virus Infections Associated With Receipt of Inactivated Influenza Vaccine. *Clinical Infectious Diseases,* 54, 1778-1783.

[110] LISEWSKI, A. M. 2020. Association between influenza vaccination rates and SARS-CoV-2 outbreak infection rates in OECD countries. *Available at SSRN 3558270.*

[111] RKI (2021) ‚Wöchentlicher Lagebericht des RKI', *www.rki.de* [Online]. Available: https://www.rki.de/DE/Content/InfAZ/N/Neuartiges_Coronavirus/Situationsberichte/Wochenbericht/Wochenbericht_2021-09-30.pdf?__blob=publicationFile (Accessed 10.11.2021).

[112] BIC Immun, Mitocare

[113] Antioxidantien, Mitocare

[114] OLAJIDE, O. A., IWUANYANWU, V. U., ADEGBOLA, O. D. & AL-HINDAWI, A. A. 2021. SARS-CoV-2 Spike Glycoprotein S1 Induces Neuroinflammation in BV-2 Microglia. *Molecular Neurobiology.*

[115] PROF. DR. HELLWIG, S. 2021. „Long-COVID-Syndrom" – Müde, abgeschlagen, depressiv? . Universitätsklinikum Freiburg: YouTube.

[116] Nasalzerstäuber MAD100, praxisdienst.de

[117] Artemisinin, Biovea

[118] GABA 500 mg, Vitaworld

[119] Neuroaktiv, Mitocare

[120] Mitochondrien Formula, Mitocare; alternativ Dialvit 44, Tisso

[121] NADH, Prof. Birkmayer

[122] PQQ Total, Mitocare